中医药临床疗效评价方法

主编 高蕊 张俊华

U0334909

全国百佳图书出版单位
中国中医药出版社
·北京·

图书在版编目（CIP）数据

中医药临床疗效评价方法 / 高蕊，张俊华主编 . —北京：
中国中医药出版社，2021.5（2022.11重印）
ISBN 978-7-5132-6959-9

Ⅰ .①中… Ⅱ .①高… ②张… Ⅲ .①中医临床—评
价法 Ⅳ .① R24

中国版本图书馆 CIP 数据核字（2021）第 080237 号

中国中医药出版社出版
北京经济技术开发区科创十三街 31 号院二区 8 号楼
邮政编码　100176
传真　010-64405721
山东润声印务有限公司印刷
各地新华书店经销

开本 880×1230　1/32　印张 7.75　　字数 181 千字
2021 年 5 月第 1 版　2022 年11月第 2 次印刷
书号　ISBN 978 – 7 – 5132 – 6959 – 9

定价　48.00 元
网址　www.cptcm.com

服 务 热 线　010-64405510
购 书 热 线　010-89535836
维 权 打 假　010-64405753

微信服务号　zgzyycbs
微商城网址　https://kdt.im/LIdUGr
官 方 微 博　http://e.weibo.com/cptcm
天猫旗舰店网址　https://zgzyycbs.tmall.com

如有印装质量问题请与本社出版部联系（010-64405510）
版权专有　侵权必究

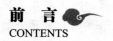
　　中医药的优势在于临床疗效。在新时代，中医药实现高质量发展，也迫切需要提供更高水平的研究证据。因此，构建符合中医药特点的评价方法越来越受到管理部门和学术界的重视。2019年《药品管理法》修订，明确要建立和完善符合中药特点的技术评价体系，促进中药传承创新；同年发布的《中共中央 国务院关于促进中医药传承创新发展的意见》提出要加快构建中医理论、人用经验和临床试验相结合的中药注册审评证据体系，采用中医理论、人用经验和临床证据相结合的证据体系，综合评价中药的临床有效性、安全性。"三结合"评价理念的提出是构建适合中药特色评价体系的思路创新，也是指导思想层面的重要进步。

　　中医药有独特的理论体系，也有一套自洽的个体化疗效评估和反馈机制，对数千年的临床实践起着指导作用。中医药认识疾病注重整体性，善于从宏观层面把握疾病的变化，基于辨证论治方式采用方剂进行干预。而指导实践的气血理论、脏腑理论、药性理论和方剂配伍理论等，均与还原论思想指导下的现代西医学有显著的不同，中医对疾病的认识与西医学疾病之间的关系也不是一一对应的。在西医学占主导地位的情况下，要让广大群众特别是年轻人能够接受中医药的知识体系，必须依靠科学研究，采用国际通用的话语体系科学诠释中医药的优势，这样才能进一步彰显中医药的优势，把祖先留下的伟大宝库传承好、发展好、利用好，为维护人民生命健康做出更大贡献。

　　中医药科学研究的内容很多，但首先要解决临床疗效评价问题。中医治病具有系统科学的思想，中医药复杂干预产生的也是综合的效应，因此对中药作用的评价也需要从不同的维度进行认识，既包括西医学疾病的相关指标，又包括中医认知体系的相关指标，还有生活质量等生命状态相关指标。如何整合不同维度的评价指标，评价中药整体调节综合受益的疗效特点，目前尚缺乏公认的技术方法。在我国中西医并重的医疗体系下，科学评价中药特点，阐明中药临床价值，也是促进中西医优势互补、搭建中西医融合发展的基础。

　　基于循证医学、临床流行病学等学科发展的成果，结合中药临床疗效评价面临的新需求和新政策，我们结合多年实践经验和思考，初步探索了构建中药临床疗效评价体系的思路和方法，也将相关工作进行总结和归纳，汇编成册，以期产生抛砖引玉的作用，激发同行专家的深入思考，从多维度综合评价中药临床价值与疗效特色，在"三结合"评价体系的框架下，创新评价技术和方法，更好地利用人用经验数据，发现和研制体现中药临床价值的特色评价指标，支持高质量的临床研究的开展和证据转化应用。

　　几十年来，一批方法学专家在探索中医药临床评价方法时也产出了一些标志性成果，但仍有许多工作处于不断探索之中。本书的内容主要基于编写团队的研究实践和经验体会，由于实践和认识的局限，本书的内容还不全面，存在一些不足之处，有些观点和提法也需要在实践中进一步验证。随着需求和政策的变化，相关内容也需要调整，也希望同道提出宝贵建议和意见，以便再版的时候更新和完善。

　　本书在中药临床研究与评价重点实验室以及中药临床疗效和安全性评价国家工程实验室支持下完成。

编者

2021 年春

目　录

CONTENTS

第一章
符合中医药特色的临床评价体系的概述

中医药发展已经上升到国家战略层面，推动中医药传承精华，守正创新，不断实现现代化、国际化发展，迫切需要构建符合中药特点的临床评价方法。中医药的优势在于临床疗效，这是中医临床诊疗和药物研发的根本所在。如何通过科学的研究方法评价中医药的疗效优势，需要加强方法学研究和创新性实践。2019年《中共中央 国务院关于促进中医药传承创新发展的意见》中提出要加快构建中医理论、人用经验和临床试验相结合的中药注册审评证据体系，在最新发布的《中药注册分类及申报资料要求》中，提出采用中医理论、人用经验和临床证据相结合的证据体系，综合评价中药的临床有效性、安全性，也对中医理论、人用经验和临床试验的申报资料提出了具体的要求。三结合评价体系的提出是构建体现中药特色评价体系思维方法的重要进步，结合既往的工作经验，我们提出了"3+3+3X"中药临床评价技术体系和应用方法。该体系的技术核心是：中医理论、人用经验、试验证据三结合构建整体评价体系（3），疾病变化、证候特征、人体健康状态三要素结合确定评价指标（3），多维度、多方法、多技术综合评价临床价值与疗效特色（3X）。

1. 中医理论、人用经验、试验证据三结合构建整体评价体系

2020年版《中药注册分类及申报资料要求》中指出：中药是指在我国中医药理论指导下使用的药用物质及其制剂。中药的研制和评价应当符合中医药理论和中医药原创思维。中药几千年的应用历史和经验是我们不可忽视的宝贵财富，对中药的有效性和安全性评价既要注重以往临床实践基础和人用经验的总结，也要结合目前可获取的最佳研究证据，综合评价药物的有效性和安全性。所以，2019 年发布的《中共中央　国务院关于促进中医药传承创新发展的意见》提出了中医理论、人用经验、试验证据三结合的注册审评证据体系指导中药新药的研发，也构建了符合中药特点的临床疗效评价基本框架。基于中医理论提出科学假设、确定目标人群；基于人用经验优化治疗方案、提炼疗效特点；基于试验证据验证科学假设和临床价值，三结合评价体系的构建充分考虑了中医自身的特点和研发规律。

2. 疾病变化、证候特征、人体健康状态三要素构建中药特色评价指标

运用体现中医药特色的疗效指标一直是中医评价体系构建的重要部分。在病证结合的临床研究中，第一指标维度是西医学疾病的疗效指标，疾病疗效指标的选择以专业公认的最新疗效指标为主；第二指标维度是反映证候特征的疗效指标，证候的评价问题一直存在着各种争议，争议的主要问题是：证候疗效指标选择的依据，证候疗效指标的临床价值，证候疗效指标的分析方法和价值解读等。对中医证候疗效评价的指标选择我们有两条主线，一条主线是基于中医理论指导下，筛选体现中医证候特征的症状和指标，这部分核心指标的确定要体现中医证候的核心病机，体现中医证候的主要特征，如在肾阳虚证候的评价指标中，我们对 15 个省市 35 家医院的 220 位副高职称以上的专家参与的调查中，80% 以上的专家将夜尿频多、腰部酸痛症状作为肾阳虚证候病位的核心指标，将畏寒、浮肿症状作为肾阳虚证候病性的核心指标，这些代表该证候的核心指标，就可以作为证候疗效评价的指标。另外，证候评价指标的确定还应充分参考既往人用经验的分析结果。人用经验可以来自既往发表的文献，也可以是对临床诊疗资料的总结。如同样是治疗肾阳虚的药物，有的组方侧重于治疗夜尿频多，有的处方侧重于治疗腰膝酸软，充分结合人用经验，可以更精准选择符合药物特点的疗效指标。另一条主线是基于中医证候现代基础研究和临床研究的文献筛选指标，如李梢等人通过对一组慢性浅表性胃炎（CSG）和慢性萎缩性胃炎（CAG）患者的研究发现，以瘦素为生物标志物的寒证患者能量代谢水平较低，而 CCL2/MCP1 生物标志物提示热证患者免疫调节增强。这项工作给我许多启发，提示我们在一些寒热证的临床研究中，可以参考这些标志物选择一些疗效指标，筛选证候的现代研究结果，科学表达证候疗效，两条主线结合构建中医证候的主观症状与客观指标结合的综合评价指标。中医以阴阳、五行、藏象理论为核心，强调整体观念与辨证论治，关注药物对疾病及生命整体状态的改善，所以在评价中医药疗效时，第三个指标维度是体现中医药改善人整体生命健康状态的相关指标，如生活质量量表、相关精神状态量表等，应该鼓励中医药建立符合自身特点的证候及生命健康状态相关量表。以上三要素是筛选体现中药疗效评价指标的重要依据，中医药的疗效评价指标应体现生命状态整体的改善，也要有现代医学疾病指标的变化，还要有代表中医证候改善和变化的指标。根据每个研究的目的不同，以上指标的主次权重应不同，应该建立以科学假设为导向的指标选择和评价方法。

3. 多方法、多维度、多技术综合评价临床价值和疗效特色

中医药的证据体系应该涵盖从基础到临床全过程各种研究的证据链，不同基础的药物有不同证据的需求。如对一些有几千年临床应用基础的经典名方，在中药新药研发和审批环节，更关注人用经验数据的系统整理和不同研究证据的结果，中药的临床评价应根据处方的出处，既往人用经验的情况等，构建不同的证据要求；现在中药新药开发强调要有公认的临床价值，但在中药的临床评价中，也要关注价值的多样性问题，多维度地分析临床价值。如有些儿科外用穴位贴敷剂，疗效上也许优势不明显，但患者用药的便捷性和适宜性也是一种临床价值，需要借助多种研究方法，多维度分析临床价值。中药的临床疗效指标既有现代医学疾病指标，又涉及中医证候相关指标，还有生活质量等生命状态改变指标。如何综合评价整体改善的疗效，如何构建这些指标之间的关系，用什么样的技术方法分析更合理，对中医药复杂疗效指标的分析方法问题也越来越受到大家关注，越来越多的分析模型和方法被引入，如层次分析法，针对多层次结构的系统，用相对量的比较，确定多个判断矩阵，最后综合出总权重，并且排序，用于构建中医药病证结合的多层次疗效评价体系；模糊综合评价方法对多属性的评价对象从多个方面进行系统性和整体性的评价，用整体反映中医药的综合疗效等；数理统计方法，主要是应用其主成分分析、因子分析等方法对一些对象进行分类和评价，可反映各类评价对象之间的依赖关系，开展临床受益的综合评价；如何构建中药综合疗效指标评价的技术规范和共性模型，需要更多的技术和研究支持。

2019 年中国科协发布了 20 个对科学发现具有导向作用、对技术和产业创新具有关键作用的前沿科学问题和工程技术难题，"中医药临床疗效评价创新方法与技术"成功入选，代表疗效评价方法学问题是行业公认的迫切需要解决的关键问题。创新临床评价技术，产生用于评价中医复杂干预及个体化诊疗特点的方法。可筛选出临床疗效显著且安全性高的中医药干预措施，更能体现出中医特色和临床优势，我们希望在三结合评价体系下，深化中医理论的基础研究，进一步阐述中医理论的科学价值；深化人用数据的挖掘技术研究，探索构建体现中药特色的疗效指标筛选技术和规范，更好地总结提炼人用经验；基于试验证据验证科学假设和临床价值。根

中医药临床疗效评价方法

据不同研究目的，确定疾病变化、证候特征、人体健康生命状态评价指标三要素的权重，进行指标筛选，构建中医药特色评价指标，综合评价临床疗效及特色，开展综合性的评价方法和技术研究，从多种角度解读中医药的临床疗效特色和临床价值。"3+3+3X"评价体系的构建和应用，可以基于理、法、方、药、人、指标的一致性，充分体现中药自身理论特色及临床实践经验特点，多方法、多维度、多技术综合评价中药价值和优势。

参考文献：

［1］Rui Li，Tao Ma，Jin Gu，et al.Imbalanced network biomarkers for traditional Chinese medicine Syndrome in gastritis patients［J］.Sci Rep，2013（3）：1543.

［2］谢仁明，王永炎，谢雁鸣，等.中医临床疗效的综合评价［J］.福建中医药，2007，38（2）：1-3.

［3］邱瑞瑾，陈静，雷翔，等.引入核心指标集概念构建中医临床疗效模糊综合评价方法［J］.中药新药与临床药理，2018（4）：528-534.

［4］王忠，张伯礼，申春悌，等.主成分分析在中风病系统评价中的应用［J］.中国中医基础医学杂志，2003，9（7）：36-38.

第二章
中医理论在中药临床疗效评价中的运用

　　中医理论是中医药特色优势的根源，是指导临床诊疗和处方用药的根本遵循。中医以阴阳、五行、藏象等理论为核心，强调整体观念与辨证论治，关注药物对疾病及生命整体状态的改善。在中药的研发和评价中，要重视理法方药的一致性，要建立基于中医理论阐述立题依据、提出科学假设、明确核心病机、确定功能主治、梳理目标人群、筛选评价指标的基本架构和流程。

第一节　概述、现状与法规

《中华人民共和国中医药法》于 2017 年 7 月 1 日正式实施。2021 年国务院办公厅印发了《关于加快中医药特色发展的若干政策措施》，聚焦破解中医药发展面临的具体问题，全面加大对中医药的政策支持力度和投入力度。系列法规政策的出台，明确了新时代传承发展中医药的战略地位、基本方向和主要任务。国家药品监督管理局《中药注册分类及申报资料要求》中指出，中药是指在我国中医药理论指导下使用的药用物质及其制剂，中药的研制和评价应当符合中医药理论和中医药原创思维。2019 年发布的《中共中央 国务院关于促进中医药传承创新发展的意见》中明确了要加快构建中医理论、人用经验和临床试验相结合的中药注册审评证据体系，为中药临床疗效评价和审批制度改革提供了根本遵循，均强调了中医药理论在中医药研究、应用中的重要性。

中医理论体系的形成与发展：起始于远古（三世医学——《黄帝针经》《素女脉诀》《神农本草经》，为最早的医学流派），形成于战国（医经学派、经方学派），演变于东汉（伤寒学派），争鸣于金元（河间学派、易水学派、攻邪学派、丹溪学派），发展于明清（温补学派、温病学派），汇通于近今（汇通学派）。中医核心理论体系主要由中医经典书籍、核心辨证法、多家医学流派及多种学说融合而成。其中，四大经典指《黄帝内经》《伤寒杂病论》《神农本草经》《难经》；核心辨证法主要包括阴阳辨证、五行辨证、脏腑辨证、经络辨证、三焦辨证、卫气营血辨证、六经辨证、八纲辨证等；主流医学流派包括医经学派、经方学派、伤寒学派、河间学派、易水学派、攻邪学派、丹溪学派、温补学派、温病学派、汇通学派；以及多种学说，包括阴阳学说、五行学说、脏腑学说、病因学说、痰饮学说、瘀血学说、摄生学说、病机学说、诊法学说、治则学说、六经学说、藏象学说、经络学说、气血津液学说、运气学说、天人相应学说、命门学说等。以上内容共同组成了中医理论体系，后世各家学说又丰富和完善了整个中医学术体系。因此，中医学是一门成熟的医学，数千年来的发展过程中已经形成了完整的理论与实证系统。

中医临床诊疗的关键是基于中医的基本理论，通过对望闻问切四诊资料进行归纳分析，以脏腑辨证、三焦辨证、气血津液辨证、卫气营血辨证、六经辨证等辨证方式，找到发病的"核心病机"，辨证论治，进而通过方药、针灸等手段解决病机，使人体恢复阴平阳秘，从而达到对疾病的治疗目的以及对生命状态的调整目的。

中医理论作为中医药体系的核心内容，系统保留着中医原创思维方式，有效指导了两千多年来的中医临床实践。中医学以整体观、辨证论治、方剂干预为鲜明特色，以复杂的生命系统为对象，本质上具有系统科学的思想。当前中医理论研究仍有待进一步深入，中医理论研究成果的转化应用欠缺，中医理论研究的多元化科研体系有待完善。李梢等提出，只有在系统层面上，中医药的特色才能更为合理地得到继承与发扬。如果不能有效地揭示中医药内在的复杂性与系统性，现代意义上的中医药诊疗与评价很可能就失去依据和进一步发展的凭借。中医药现代化在方法学上面临的一个关键问题是：如何从还原到系统？融合宏观与微观？对此，李梢团队尝试提出了"中医药计算系统生物学"的研究模式与方法，在中医药现代研究策略上由"实体到功能"转向"关系到功能"（即"相互作用→网络→功能"），致力于探索"信息整合→计算建模→产生假设→观测验证"的中医药现代研究模式。中医学的基本特点在于整体观和辨证论治，以病证结合、方证相应，即"病证方"结合的诊疗模式为特色。证（证候）的生物学基础是中医药现代化的关键，目前研究较多的有血瘀证、肾阳虚证、寒证、热证、脾虚证等，并形成了证本质研究、证实质研究、证候客观化、微观辨证等多个学术生长点。李梢等人从生物分子网络角度展开研究，形成了适用于阐释病证方系统内涵的"表型网络－生物分子网络－药物网络""证候生物分子网络标志"等。目前，越来越多的研究展示了中医理论的科学价值，在中医临床诊疗和临床评价中发挥着重要作用。

中医药的临床诊疗，强调理法方药的一致性，要结合中医药理论对主治病症（适应证）的普遍认识及处方情况，对处方合理性进行综合评价，分析说明处方合理性。处方合理性可依据组方配伍与所治疗疾病病因病机契合度，应以中医药理论为指导，围绕主治病证的病因病机和治则治法，阐释组方原理，体现方证一致。方解应以中医药理论为指导，围绕主治病证的病因病机和治则治法，清晰阐释组方原理，体现方证一致。

中医理论是中药临床研究科学假说的源泉，中医药临床疗效评价是基于中医理论阐述对疾病核心病机的认识，进而将中医理论转化为最佳临床实践，从而提出相应的干预措施和方法，并进一步对以上理论和治疗方法提出验证和评价的科学假说，科学表达中医理论的价值和中医药治疗的特色和优势。中医药临床研究的设计大多是基于疾病的核心病机，提出干预的措施和方药，进一步提出方药疗效特点或优势的科学假说，进行验证与总结。如对胸痹的治疗，历代多数医家提出了血瘀的病机，后代用活血化瘀的方法治疗取得了较好的疗效，进而基于多个临床研究，验证了活血化瘀系列方药的疗效特色和优势。

第二节　基于中医理论确定目标人群、筛选疗效指标

辨证论治作为中医学的特色，是基于患者四诊信息分析疾病病机，明确证候类型，根据中医对疾病证候的治疗思路和方法，确定治疗方药。"辨证"是医生在中医理论和临床经验的指导下，应用四诊感知患者的临床表现，并从中医病因、病机、病位、病势等角度进行理解，最终从治疗角度做出证候诊断的过程。"论治"是医生根据辨证结果，结合自己的临床经验，形成治则治法和治疗方案，并通过反馈调整治疗方案最终达到防治疾病目的的过程。因此根据中医理论，我们所确定的目标人群是具有某一特定病机的人群，并非单纯针对某一疾病，这也是中医"异病同治"及"同病异治"的基础，中医论治着眼的是病机的异同。因此在临床中确定某一方药的目标人群，我们需要根据其组方用药、治法治则以确定所针对的病机，从而确定目标人群。例如补中益气汤方，全方共奏补中益气、升阳举陷之功，主治脾虚气陷证，根据其方药治法及所治之病机，我们可以确定其目标人群为脾虚气陷证之人群，因此临床上常用于脾虚气陷之内脏下垂、脱肛、重症肌无力、慢性肝炎等；妇科之子宫脱垂、妊娠及产后癃闭、胎动不安、月经过多；眼科之眼睑下垂、麻痹性斜视等脾胃气虚或中气下陷者。虽然在不同疾病中气虚下陷的表现不同，但在我们临床研究纳入人群中，符合气虚下陷的共性特征的人群才是服用补中益气方最佳受益人群。因此，在中医药的临床研究中，目标受试人群的选择既要考虑现代医学疾病体系下不同疾病的个性特征，还要考虑不同中医证候的人群特

11

征，如同样是肠易激综合征的患者，脾气虚弱者多合并胃肠功能的紊乱及消化不良等症状，肝气郁结者多合并情绪及精神类症状，所以，不同的证候特征代表着不同特征的人群，在同一疾病诊断下，只有基于中医理论，选择符合中医证候特征的人群，才能更精准地验证中药的疗效和特色。所以临床评价在有限的样本量下，要想提高研究的精准性和研究效力，需要基于中医理论，结合疾病和证候特征，凝练目标人群。

疗效指标是反映药物作用于受试者所表现出的有效性的主要观测与评价工具。选择合适的疗效指标是临床试验设计的关键，采用不同的疗效指标可能对相同的干预措施产生完全不同的结论。筛选体现中医药特色的疗效指标一直是中医药评价体系构建的重要部分。如在病证结合的临床研究中，常同时设置反映西医学疾病和中医证候疗效的评价指标，疾病疗效指标的选择以专业公认的最新疗效指标为主；但证候的评价问题一直存在着各种争议。争议的主要问题是证候疗效指标选择的依据、证候疗效指标的临床价值、证候疗效指标的分析方法和价值解读等。中医证候疗效指标的选择是基于中医理论指导，筛选体现中医证候特征的症状和指标，这部分核心指标的确定要体现中医证候的核心病机，体现中医证候的主要特征。如在肾阳虚证候的评价指标中，夜尿频多、腰部酸痛症状可以作为肾阳虚证候病位的核心指标，畏寒、浮肿症状作为肾阳虚证候病性的核心指标。这些能代表该证候特征，同时又具有一定临床价值的临床症状，就可以作为证候疗效评价的指标。另外，基于中医理论还可以推演出反映药物特色的评价指标，如在一些疏肝理气的药物评价中，可以根据研究的目的，开展情绪类相关指标的评价。

另外，将中医证候的物质基础研究结果作为疗效指标，越来越多地被应用到中医药的临床评价中。如对血瘀证的研究，西医学对血瘀证的绝大多数研究认为：血瘀证与微循环障碍、血液黏稠度增高，还包括炎症、变性、病理性肿块等多种病理改变，其机制涉及凝血功能亢进、血小板活化、血液流变学异常以及炎症因子、细胞增殖因子和促纤维化因子的表达异常等相关。中医药的临床评价也提示可以从微循环指标、凝血指标、炎症指标、血液流变学指标等西医学指标来评价中医药治疗血瘀证的疗效。以血瘀证量化评分来判断活血化瘀药物的临床疗效，被广泛应用于中医内、外、妇、皮肤、气功等领域和西医学呼吸、消化、循环、泌尿、内分泌、血液、运动、神经等系统的40余种疾病。总之，中医理论的现代科学研究一方面从中医原创理论入手，形成科学的中医疗效指标；另一方面从中医药与现代科学对接与结合，寻找中医药理论所对应的已有现代科学指标。

第三节　基于中医理论多维度、多角度评价体现
临床疗效特色

　　中药临床研究的评价指标要反映中药特色，在中医临床诊治过程中，既要重视患者自身脏腑、形体间的和谐性，又要强调人与外界自然、社会环境的统一性，因人、因时、因地制宜；既要考虑疾病本身的变化，又要顾及病情变化导致的生理、心理和社会功能等多方面变化；不仅要注重消除现有疾病的危害，同时也要注重患者痊愈后机体防病能力和生存质量的提高，通过调节患者内在功能的失衡，使之恢复"阴平阳秘""形与神俱"。中医治疗的整体观和复杂性决定了其疗效评价的多维性。整体观作为中医药理论的一大特色，充分体现出中医学"以人为本"的观念。同时，中医药干预具有多层次、多靶点、多角度、多时点和动态变化的特点，其疗效特点往往是多维度的综合受益。因此，在中医药的临床评价研究中，需要结合中医药干预的特点，结合疾病发展规律与中医证候特征，建立整体与局部相结合、宏观与微观相结合的多维度综合评价体系。疗效指标既有对疾病变化的评价，又有证候变化的评价，还应该关注患者整体健康生命状态的评价，多维度体现中医药特色和优势，综合评价中医药的疗效特点。中药的临床疗效指标既有西医学疾病指标，又有中医证候相关指标，还有生活质量等生命状态改变指标，具体应用中，各维度、各类型指标的选择及权重应该取决于具体的研究用药，是治疗疾病，还是改善症状或生活质量。如何综合评价整体改善的疗效，如何构建这些指标之间的关系，用什么

样的技术方法分析更合理，对中医药复杂疗效指标的分析方法问题也越来越受到大家关注，鼓励创新评价技术和方法，建立人、病、证、症多维评价指标，综合评价中药综合受益的特点和优势。

中药新药研发或二次开发强调围绕公认的临床价值。但是，在中药的临床评价中也要关注价值的多样性问题，重视临床价值的共性指标和反映中药特色的个性指标的结合，体现中药临床价值多样性，多维度地分析临床价值。如有些儿科外用穴位贴敷剂，疗效上也许优势不明显，但患者用药的便捷性和适宜性也是一种临床价值，需要借助多种研究方法，多维度分析临床价值。

总体上看，中医理论是我们临床认识疾病、治疗疾病的出发点，也是我们临床研究中提出科学假设的基本出发点。如在国家重点研发项目"中医药治疗糖尿病足循证评价"的课题中，我们认为糖尿病足是一种病情错综复杂的顽疴重疾。基于《灵枢·痈疽》"营卫稽留于经脉之中，则血泣而不行，不行则卫气从之而不通，壅遏而不得行，故热。大热不止，热胜则肉腐，肉腐胜，热则为脓"的理论，我们认为，糖尿病足缘于营卫运行不畅，瘀阻于经脉而发病，血瘀是引发本病的重要核心病机；血瘀日久而热盛引发毒聚肉腐，从而搏结成脓，热毒是疾病过程中的重要病机；发病日久，必将正气不足，新肌难生，由此可得，血虚亦是本病发展后期的重要病机。因此预防和治疗需根据糖尿病足不同的发展阶段及病机特点而辨证施治。本项目针对糖尿病足不同阶段"瘀－毒－虚"的病机，凝练出活血化瘀防止糖尿病足发生，清热解毒控制创面感染，养血补虚促进创面愈合的治疗方案。疗效评价指标选择中，除了创面愈合率、溃疡发生率的评价外，针对活血化瘀的治疗方药，增加了血瘀证的症状评价和下肢血流的测量评价；对清热解毒的治疗方药，增加了热毒证的相关症状评价和炎症因子、细菌膜等指标的评价；对养血补血的治疗方案，增加了血虚相关症状评价及肌肉生长因子等指标评价。同时，为体现中药综合干预的整体疗效，应用多指标组合模型及其拓展模型、判别分析方法等多指标综合评价与疗效预测技术建立糖尿病足中医临床疗效评价体系。总的来说，糖尿病足研究通过结合中医经典理论与临床实践经验，总结出发病的核心病机，在核心病机的指导下，进一步筛选基于核心病机的证候指标、疾病指标与症状指标，通过多种方法、多种技术、多种角度表达中医理论的临床价值与科学价值。

另外，中医理论几千年的发展，呈现出百花齐放、百家争鸣的情况，不同时代、不同流派、不同医家对疾病的看法存在一定的差异，在运用过程中，要结合实践活学活用，不必拘泥。只要不与中医基础理论严重违背，就应该以开放的态度对待不同理论和实践经验在中医临床评价中的作用；对于不符合传统中医药理论或有争议的表述，建议增加临床试验证据的要求，通过人用经验明确中医药的有效性，进而完善中医理论的合理性，然后通过进一步的临床试验加以验证，从而形成高级别的临床证据。

总之，中医理论在中医药临床评价中的作用是提出科学假设的起点，是确定目标人群和选择疗效指标的依据，要强调理、法、方、药、人、指标的一致性。验证中医理论的临床价值和科学价值，多种证据表达中医原创理论的科学内涵是当代中药临床试验的重要内容。

参考文献：

［1］李梢.中医药计算系统生物学与寒热证候研究［J］.世界科学技术-中医药现代化，2007，9（1）：105-111.

［2］李梢.中医证候生物分子网络标志的构想与研究［J］.中医杂志，2009，50（9）：773-776.

［3］刘炳林.药物临床试验中疗效指标的选择［J］.中国新药杂志，2017，26
　　（18）：2113-2120.

［4］张明妍，杨丰文，李越，等.核心指标集报告规范（COS-STAR）介绍
　　［J］.中国循证医学杂志，2017，17（7）：857.

［5］陈可冀，李连达，翁维良.血瘀证与活血化瘀研究［J］.中西医结合心脑
　　血管病杂志，2005（1）：1-2.

［6］杜金行，史载祥.血瘀证中西医结合诊疗共识［J］.中国中西医结合杂志，
　　2011（6）：839-844.

［7］严世芸.中医各家学说［M］.北京：中国中医药出版社，2017.

［8］李成文.中医各家学说［M］.上海：上海科学技术出版社，2009.

第三章
人用经验在中医药临床评价中的应用

第一节　人用经验的概述、现状与法规

2019 年习近平总书记对中医药工作做出重要指示："中医药学包含着中华民族几千年的健康养生理念及其实践经验，是中华文明的一个瑰宝，凝聚着中华民族的博大智慧。"从历史高度明确了中医药学的核心优势之一即"实践经验"。中药人用经验是指在长期临床实践中积累的用于满足临床需求，具有一定规律性、可重复性的关于中医临床诊疗认识的概括总结。中药新药研发的显著特点是来源于临床，许多中药新药研发前已有丰富的临床应用经验，如何把人用经验在临床研究中应用好是业界广泛关注的话题。

2018 年 6 月国家药品监督管理局有关部门多次召开学术研讨会，来自临床、药学、监管、企业等专家就该议题进行了热烈讨论，提出了中药"人用经验"的理念，并受到了广泛认可。2019 年 10 月 20 日《中共中央　国务院关于促进中医药传承创新发展的意见》提出"加快构建中医药理论、人用经验和临床试验相结合的中药注册审评证据体系，优化基于古代经典名方、名老中医方、医疗机构制剂等具有人用经验的中药新药审评技术要求，加快中药新药审批"。同年国家药品监督管理局药品审评中心（CDE）发布的《真实世界证据支持药物研发的基本考虑》提出了已有人用经验中药临床研发的两个路径，第一个路径：先开展真实世界数据的回顾性观察性研究，然后开展真实世界数据前瞻性观察性研究，并根据研究结果，可适时平行开展探索性随机对照试验或确证性随机对照试验研究。第二个路径：先开展真实世界数据的回顾性观察性研

究，如果研究结论能回答Ⅱ期临床研究的相关问题，就可以直接进入第二阶段开展Ⅲ期临床试验研究，Ⅲ期临床试验研究提供的证据可以用于支持其临床有效性和安全性的评价，用于药物上市申请的申报。

2020年1月国家药品监督管理局发布的《真实世界证据支持药物研发与审评的指导原则（试行）》，是我国首个关于真实世界证据支持药物研发与审评的指导文件。该指导原则指出：真实世界研究是指针对预设的临床问题，在真实世界环境下收集与研究对象健康有关的数据（真实世界数据）或基于这些数据衍生的汇总数据，通过分析，获得药物的使用情况及潜在获益－风险的临床证据（真实世界证据）的研究过程。真实世界证据支持药物监管决策的应用范围包括：为新药注册上市提供有效性和安全性的证据；为已上市药物的说明书变更提供证据；为药物上市后再评价提供证据；为名老中医经验方、中药医疗机构制剂的人用经验总结与临床研发提供证据；用于监管决策的其他应用。之后又发布了《用于产生真实世界证据的真实世界数据指导原则（试行）》《中药注册管理专门规定（征求意见稿）》及《中药注册分类及申报资料要求》。《中药注册管理专门规定（征求意见稿）》特别提出人用经验是指在长期临床实践中积累的用于满足临床需求，具有一定规律性、可重复性的关于中医临床诊疗认识的概括总结，申请注册的中药具有人用经验的，可根据人用经验对药物安全性、有效性的支持程度，合理减免相应的申报资料。以上规定凸显了在中药新药的研发中人用经验的重要性，同时，也提出申请人应规范收集整理人用经验，并在注册申请时提交评估资料，对资料的真实性、可溯源性负责。最新发布的《中药注册分类及申报资料要求》也对中医理论、人用经验和临床试验的申报资料提出了具体的要求，明确了要采用中医理论、人用经验和临床证据相结合的证据体系，综合评价中药的临床有效性、安全性。

在院内制剂的研发中，真实世界数据及真实世界研究作用更为重要，国家药品监督管理局《关于对医疗机构应用传统工艺配制中药制剂实施备案管理的公告》（2018年第19号）提出：处方在本医疗机构具有5年以上（含5年）使用历史的，其制剂可免报资料项目包括：主要药效学试验资料及文献资料、单次给药毒性试验资料及文献资料、重复给药毒性试验资料及文献资料。北京市医疗机构应用传统工艺配制中药制剂备案管理实施细则（试行）也明确提出：处方在本医疗机构具有5年以上（含5年）使用历史的，其制剂可免报资料项目包括：主要药效学试验资料及文献资料、单次给药毒性试验资料及文献资料、重复给药毒性试验资料及文献资料。备案申请人应在6号资料中提供连续使用5年以上临床应用情况的文字证明资料，形式包括但不限于医师处方、科研课题记录、发表论文等，内容应包括处方组成、使用剂量、使用时间、病例数分布、功能主治等。提供100例临床病历，附相关安全性数据，并对安全性、有效性进行分析。全国其他省市也基本采用以上规定，真实世界数据及研究结果是医院制剂申报不可缺少的支撑资料。

尽管人用经验在中医药临床评价及审批过程中得到一定的应用，但国内外尚无关于人用经验成熟的应用模式，人用经验的合理应用是政策制订的难点之一。目前，关于人用经验的合理应用不仅是我国现阶段面临的问题，也是澳大利亚、日本等国所关注的重要问题。日本汉方制剂现阶段有两种管理模式：一是适应证分类管理（对适应证进行分类，规定每类适应证可用的生药），二是品种目录管理（类似于经典名方100首）。日本汉方制剂以品种目录管理的模式为主，同品种不同厂家产品之间的处方量、提取物量、适应证表述、日服提取物量、日服饮片量等均存在差异。澳大利亚获批的中成药，同品种不同厂家产品之间也存在与汉方药类似的差异。澳大利亚制订的"许可成分清单"（含药材、化学成分、酶类等）和"许可适应证清单"，在两个清单范围内的药品，提供证据后即可上市，无须提供申请人的研究数据。澳大利亚经评估登记药品的仿制药或新药上市路径，含有中药可申报的路径，可为同名同方药和中药非处方药上市注册／申报提供参考。

第二节 基于人用经验探索中药最佳治疗方案

人用经验是中医临床诊疗认识的概括总结，来源于古方加减方、临床经验方、名老中医方和医疗机构制剂的中药新药均具有人用经验。除医疗机构制剂具有比较明确的处方、工艺、用法用量和治疗适应证外，其他三种情况在中药新药研发过程中，需要基于人用经验形成针对疾病与证候的最佳治疗方案，在处方量、药味组成及药味占比、用法用量等方面为申报新药提供充分证据。下面基于名老中医经验、医院医疗系统数据这两类不同来源数据论述以人用经验探索中药最佳治疗方案的方法。

一、基于名老中医经验探索中药最佳治疗方案

名老中医是当代中医临床最高水平的代表，是解决临床疑难问题的钥匙，是中医学术传承的主体，是组方用药规律的宝贵经验，也是新药研发和科技创新的主要源头。基于名老中医传承寻找当代名老中医在临床实践过程中形成的确有疗效的方剂具有重要意义。

1. 基于名老中医经验探索中药最佳治疗方案的数据挖掘方法

名老中医最佳治疗方案挖掘过程中常因文献、医案量庞大，耗费人力、物力，导致分析不全面、不深入。随着计算机技术的不断发展，多种基于计算的数据挖掘方法等逐步应用到传承中。数据挖掘是从大量的、有噪音的、不完全的、随机的、模糊的数据中提取潜在有用信息和知识的过程。目前用于名老中医传承的数据挖掘方法主要有统计方法（频数统计、关联规则挖掘、聚类分析及贝叶斯

网络法等）、数据库方法、人工神经网络挖掘和机器学习方法（决策树算法、遗传算法等）。医案作为学术思想研究的主要载体，涵盖了大量的症状、证候、舌脉、理化检查等信息，以及名医的临证思路和立法方药等高维度数据。因此，要深入对数据进行挖掘，首要的便是对中医医案进行解构，目前常见的方法包括以病类案和以药类案数据挖掘。

以病类案的名老中医经验总结是以疾病为着眼点，如全国名老中医翁维良教授治疗缓慢型心律失常、国医大师路志正治疗冠心病心绞痛、国医大师邓铁涛防治高血压病等的总结，都是传承弟子从"病－理（法）－方（药）"的思路中，剖析与挖掘出其辨治疾病时的思路与组方规律，明确其治病的核心处方。

以药类案总结分析是对病类案分析总结方法的补充，它从医案中挖掘含某种或某些药味的处方来分析其组合规律，以探寻名医临证时立法及辨治的思路。颜正华教授的传承团队对此研究颇多，通过对含特定中药的处方进行统计分析，挖掘核心药物组合，总结辨治与用药思路，并出版了临床用药研究全集，系统全面地总结了颜老的特色用药规律。

综上，这两类解构方法能从不同角度挖掘名老中医的处方资料，对数据进行更深层次的统计处理、分析，挖掘出隐性知识，总结出最佳治疗方案。其中，以病类案方法研究最为广泛，体现出名老中医对特定疾病的临证思路与方药规律；以药类案作为补充，用于弥补从疾病角度研究的不足与局限性。基于经验挖掘的全面性考虑，应将名老中医临床医案多角度解构、反复挖掘，寻找中药治疗的最佳方案。

2. 基于名老中医经验探索中药治疗最佳方案的示例

苏黄止咳胶囊的组方源于全国名老中医晁恩祥教授 40 余载的

临床经验方挖掘。晁教授在呼吸系统疾病的临证过程中发现，有一类咳嗽以反复不断的干咳为主，伴有咽喉部发痒，痒即咳嗽不止，偶尔有少量不容易咳吐的白痰，咳嗽通常为阵发性、挛急性，剧烈咳嗽者常伴有气急、气不得续等症状，甚至有的患者夜间咳嗽剧烈，影响睡眠。有此类咳嗽的患者对周围环境异常敏感，如烟草和香水的气味、运动、演讲、打电话等物理、化学刺激均可以诱发咳嗽，严重影响患者的正常生活。晁教授根据患者"突然发作，时作时止"、气急咳嗽、咽痒明显等症状表现，认为此种咳嗽的病因与"风"邪相关，符合风性"善行而数变""风盛则挛急""风盛则痒"的致病特点，另辟思路，创立了"疏风宣肺，解痉止咳"、从风论治的治疗大法。基于此，晁恩祥教授及其团队，进行了治疗"风咳"中药处方数据总结、挖掘与整理，研制了苏黄止咳胶囊。此药以"风咳"理论为依据，由紫苏叶、炙麻黄、地龙、蝉蜕、五味子等多味中药组成，具有疏风宣肺、止咳利咽的功效。苏黄止咳胶囊是基于名老中医经验总结进行药物研发的范例。后期的临床试验也表明，苏黄止咳胶囊治疗咳嗽变异性哮喘和感冒后咳嗽效果明显，对患者咳嗽、咽痒、气急等症状均疗效显著，且对气道高反应状态造成的咳嗽气急也有明显的改善作用。

二、基于医院系统医疗数据探索中药最佳治疗方案

当前，医院信息化建设程度越来越高，医疗数据量也在逐年增加，一所综合医院的信息系统就可能有上百个，如医院信息系统（HIS）、电子病历系统（EMRS）、实验室信息系统（LIS）、医学影像存档与通信系统（PACS）、放射信息管理系统（RIS）、临床决策支持系统（clinical decision support system，CDSS）等，这些信息系统的长期运行，形成了海量的医疗数据。科学利用医院医疗数据，

可在指导临床决策的同时，通过数据挖掘与分析，形成反映中药方剂在真实医疗过程中的最优治疗方案。

以本课题组的一项利用医院诊疗数据探索中药干预双心疾病的最佳治疗方案为例：心血管疾病患者大多数具有焦虑、抑郁、恐惧、失眠等心理障碍，这些心理障碍对于心血管疾病的发生发展有着重要影响。中医学对"双心疾病"有深刻的认识。中医学认为，"心主血脉，又主神明，在志为喜"，故心病的主要病理表现既有血脉运行的障碍又有情志思维活动的异常。课题组通过医院信息系统提取中国中医科学院西苑医院 2013 年 1 月至 2017 年 10 月就诊的冠心病伴焦虑、抑郁患者信息，通过纳入标准和排除标准筛选数据并导出，对 242125 条记录进行数据清洗后再进行数据挖掘。数据处理采用 python 3.5.2 版本，统计分析及数据挖掘采用 R 语言 3.4.4 版本，配置 arules 关联规则分析包，通过 eclat 函数计算频繁项，通过 apriori 函数挖掘关联规则，以此分析双心疾病患者的一般特征、证候分布及用药规律。经数据分析，门诊患者中医证候诊断最多的为"气虚血瘀痰阻"及"气虚血瘀证"，住院患者最多的为"气虚血瘀证"。"气虚血瘀证"在门诊及住院病历中均为主要证候，选择门诊及住院病历中中医证候诊断为"气虚血瘀证"的处方进行分析，提取 HIS 中符合中医证候诊断为"气虚血瘀"的中医处方，录入中医传承辅助系统（V2.5）软件进行数据挖掘，分别分析门诊及住院病历处方的药物频次、组方规律，并挖掘核心处方。

通过对治疗气虚血瘀型双心疾病的处方进行分析，发现用于该证的中药在药性方面以温性为主，药味以甘、苦、辛为主，药物归经以归肝、脾、心经的药物居多。治疗气虚血瘀型双心疾病最常用的药物为川芎、当归、柴胡、白芍、茯苓、党参、黄芪、丹参、陈皮、炒白术、麦冬、生地黄、郁金等。经过对门诊处方的组方规律进行分析后，提取出核心中药为黄芪、丹参、甘草、白芍、当归、柴胡、川芎、茯苓、炒白术、炒栀子、红景天、石菖蒲、牡丹皮。经过对住院处方的组方规律进行分析后，提取出核心中药为川芎、当归、柴胡、茯苓、白芍、党参、黄芪、丹参、炙甘草、赤芍、陈皮、红花、桂枝、法半夏、炒白术。该示例展示了利用医院系统的医疗数据确定中药干预病证核心药物的方法和流程，医疗数据在今后的中药新药研发中将扮演重要角色。

第三节　基于人用经验探索中药的临床定位

　　中药临床定位及适宜人群过于宽泛是导致临床应用不合理及临床研究失败的主要原因之一，不仅影响中药疗效的发挥，而且导致中药不良反应甚至毒性事件屡屡发生。基于人用的数据和经验确定药物的临床定位及适宜人群，在现代药物研发中具有重要作用。

1. 基于人用经验探索中药处方临床定位的示例 1

　　芪参益气滴丸对心肌梗死二级预防的作用是基于人用经验确定临床定位的一个示例。心肌梗死的二级预防是指心肌梗死发生后，预防再梗死和猝死。大量研究也已证实，抗血小板制剂、他汀类调脂药物等对心肌梗死后的二级预防具有积极而肯定的疗效，并且其疗效不受患者年龄、性别等的影响。但许多临床试验的结果显示，即使规律服用他汀、阿司匹林类药物，治疗组两年后仍有 10% 的患者发生急性冠状动脉事件，且服药后的肝功能异常使部分患者无法坚持用药。

　　中医药具有多途径、多环节、多靶点的特点，可通过保护血管内皮细胞、调节脂质代谢、抑制炎症反应和抑制胶原纤维降解等多个角度稳定动脉粥样硬化斑块，在稳定易损斑块方面具有潜在的疗效优势，且中药制剂药效缓和，药物之间因配伍而减毒增效，适宜作为二级预防用药。近年来，中医对心肌梗死的研究很多，但有关心肌梗死二级预防的相关研究甚少。芪参益气滴丸是天士力集团研制的治疗心血管疾病的现代中药，具有益气活血、通络止痛的功效，适用于气虚血瘀型胸痹（症见胸闷胸痛、气短乏力、心悸、面色少华、自汗、舌体胖有齿痕、舌质黯或有瘀斑、脉沉弦）。诸多的病案报道显示，芪参益气滴丸可以改善心肌梗死后患者的生活质量，降低其体内炎症反应及氧化应激水平，但是却缺乏相关的系统的临床研究证据。

在此基础上，陈爽等人纳入急性心梗后患者 60 人，随机分为治疗组（n=30）和对照组（n=30），观察芪参益气滴丸对 ST 段抬高型心肌梗死（STEMI）患者 PCI 术后心功能、心室重构的影响，评价芪参益气滴丸治疗心梗后的临床疗效。经过 6 个月的观察，得出结论，急性心肌梗死再灌注治疗后，在西药常规治疗基础上应用芪参益气滴丸，可以提高心脏功能，逆转或延缓心室重塑，利于顿抑心肌的恢复，可能为心肌梗死二级预防的有效方剂。在上述研究基础上，张伯礼院士选择 75 岁以下的气虚血瘀证的心梗恢复期患者为研究对象，以肠溶阿司匹林为阳性对照，芪参益气滴丸或肠溶阿司匹林干预 12 个月。5 年时间共纳入 3508 例合格病例，平均随访 37.15 个月，试验组和对照组分别随机入组 1748 例和 1760 例，数据分析结果表明，试验组和对照组在复合终点事件发生率、心血管死亡事件发生率、非致死性再梗死发生率、非致死性脑卒中发生率方面组间无统计学差异，提示芪参益气滴丸和阿司匹林对心肌梗死二级预防效果相当；在心绞痛积分、西雅图心绞痛量表等次要疗效指标方面，两组亦没有统计学差异，提示芪参益气滴丸和肠溶阿司匹林对改善心肌梗死后患者的生活质量效果相当，且与肠溶阿司匹林相比，芪参益气滴丸安全性尤佳。

2. 基于人用经验探索药物临床定位的示例 2

西地那非的研发始于 20 世纪 80 年代，当时辉瑞制药公司的研究者们准备研究开发治疗冠心病的新药。当时研究者们已经知道人体内存在 PDE（磷酸二酯酶），可以灭活 cGMP（环磷酸鸟苷），而

cGMP 具有扩张血管和防止血液凝固的作用。体内 PDE 有很多亚型，至今已经发现了 11 种亚型（PDE1–PDE11），而人类的 PDE5 分布于血管、内脏、气道平滑肌、血小板和阴茎海绵窦中。于是科学家们希望针对体内的 PDE5 研发出一种新药，并在心血管疾病方面探索出一种新的机制。他们以 cGMP 的结构作为目标进行研究，进行了复杂的工作去改变这些物质的结构，历经 5 年，筛选了 1500 多种化学物，最终得到了一个强效的 PDE5 抑制剂，这就是西地那非。然而，随后的临床试验中，西地那非在心血管领域的研究指标并没达到临床预期效果，而在 I 期临床试验中出现了一个完全出乎意料的现象，即可以改善男性勃起功能。因此，在后期的临床试验中，对于剩余药物回收时，老年男性受试者并不愿意交出剩余药物。这样的人用经验得到了科学家的重视，并推测西地那非可能是治疗男性勃起功能障碍的有效药物。

随后经过大量的临床研究和临床试验，第一个用于临床治疗男性勃起功能障碍的口服药西地那非经过 FDA（美国食品药品监督管理局）批准于 1998 年 3 月上市。目前西地那非已经在全球范围内用于各种原因所引起的男性勃起功能障碍，其疗效和安全性得到了广泛的确认。而后，通过多例个案报道的医学数据，学者们逐渐发现了西地那非在肺动脉高压中的重要作用。接下来，研究者又依据前期的多项病例报道的人用经验，进行了动物实验与多项随机双盲安慰剂对照试验，均证实西地那非对 PAH（肺动脉高压）具有治疗作用。而且，对于多种不同原因的肺动脉高压，如特发性 PAH、先天性心脏病所致 PAH、继发于呼吸系统 PAH、慢性血栓或栓塞性 PAH、新生儿持续性 PAH 等，西地那非均有降低肺动脉压的疗效。2005 年 6 月美国 FDA 批准西地那非可以用于肺动脉高压的治疗。

从此之后，人们再次对这个经典的第一个治疗男性勃起功能障碍的药物有了新的认识,对其进行了进一步研究并应用于肺血管领域,为众多肺动脉高压患者带来了新的希望。西地那非自问世以来仅仅 20 余年,但对人类的影响却是广泛而深远的。这正是众多研究者重视人用经验,不懈探索和研究,才取得了这样的成绩。这提示我们要在医学过程中重视人用经验与个案报道,要以实事求是的态度,打破思维的惯性,不能忽视药物应用的真实世界数据,即使其为单个的病例报道或者非严谨的实验设计。

中医药历史悠久,有丰富的临床实践基础和人用经验,中药处方临床定位及适宜人群的发掘,需要充分分析人用经验和人用数据,并进一步进行大规模的临床验证,以更好地指导中药新药的研发,提高临床疗效,推进中医药临床和科研的进步和发展。

第四节　基于人用经验探索中药处方疗程及给药剂量

中药服药的疗程多根据医生经验及病人的病情反应而确定，一般情况下，常因疾病类型的不同选择不同的用药疗程，如慢性病可能给药的疗程相对较长，急性病给药疗效相对较短，疗程依据多不充分。因此，在中药新药研发过程中，往往缺乏中药给药疗程的客观依据，人用经验是中医临床诊疗认识的概括总结，是确定中药处方疗程的重要依据。下面则以两例实例，阐释基于人用经验确定药物的临床疗程，以期为临床试验药物的临床应用疗程提供借鉴。

1. 基于人用经验探索中药处方疗程示例

李筠等人对 89 例慢性乙肝患者随机给予了 3 个月、6 个月两个不同疗程的复方黄芪乙肝颗粒，对两种不同疗程在抑制 HBV（乙型肝炎病毒）复制方面的影响进行了分析。结果发现，两组于治疗后，HBeAg（乙型肝炎 e 抗原）、HBV–DNA（乙型肝炎病毒 DNA）、抗 HBcIgM（乙肝核心抗体 IgM）与 HBsAg/IgM 的阳性率均有不同程度下降，特别是 HBV–DNA 治疗后阳性率明显下降。3 个月疗程组治疗后的 HBeAg、HBV–DNA、抗 HBcIgM 及 HBsAg/IgM 转阴率分别为 38.5%、41.2%、33.3% 及 45.4%，抗 HBe（乙型肝炎 e 抗体）阳转率 40.0%；6 个月疗程组 HBeAg、HBV–DNA、抗 HBcIgM 及 HBsAg/IgM 转阴率分别为 47.1%、47.2% 及 50.0%，抗 HBe 阳转率 12.5%。进一步分析发现，6 个月疗程组治疗后 HBeAg、HBV–DNA 及 HBsAg/IgM 阴转率均高于 3 个月疗程组。

复方黄芪乙肝颗粒无论 3 个月疗程，抑或是 6 个月疗程，均具有较好的抑制乙肝病毒复制的作用，但 6 个月疗程在降低慢性乙肝 HBeAg、HBV–DNA、HBsAg/IgM 阳性率方面均优于 3 个月疗程组。对改善血液生化指标方面的分析看出，两组均可有效地降低 ALT（谷丙转氨酶）、AST（谷草转氨酶）异常率及其平均值。6 个月疗程组的 γ–球蛋白平均值也明显下降。

总之，复方黄芪乙肝颗粒的临床治疗时间无论 3 个月，还是 6 个月疗程，对慢性乙肝均具有较好的抑制病毒复制和改善肝功能作用。采用 6 个月疗程可以更有效地抑制 HBV 复制，临床可酌情采用。因此，基于此类人用数据，可以初步判断中药合理的用药疗程。

2. 基于人用经验探索药物疗程示例

大量临床研究显示，双联抗血小板治疗（dual antiplatelet therapy，DAPT）可以有效降低 PCI（经皮冠状动脉介入治疗）术后支架内血栓形成等缺血事件的发生率，是目前冠心病患者 PCI 术后的标准治疗，但 PCI 术后 DAPT 的疗程一直有争议。下面结合近年来 PCI 术后治疗的临床研究，说明其对双联抗血小板疗程以及最新临床指南制定的指导作用。

2001 年发表的 PCI–CURE 研究是第一个阿司匹林联合氯吡格雷治疗 PCI 患者的研究。该研究共入选 2658 例行 PCI 的 NSTE–ACS（非 ST 段抬高急性冠脉综合征）患者，结果显示：与单用阿司匹林相比，DAPT（术前 6 ～ 10 天开始至术后 4 周结束）可显著减少 PCI 术后 30 天的严重心脏不良事件（包括心血管死亡、心肌梗死和靶血管血运重建）30%（P=0.03），两组严重出血的发生率无统计学差异（4.5% 对 6.4%，P=0.64）；术后随访 8 个月 DAPT 仍可使严重心脏不良事件的发生率显著降低（18.3% 对 21.7%，P=0.03）。

基于此项研究,《2002 年 ACC/AHAUA/NSTEMI 指南》推荐择期 PCI 的 NSTE-ACS 患者,若无高出血风险,则应口服氯吡格雷治疗至少 1 个月,可持续至 9 个月,《2002 年 ESCNSTE-ACS 指南》建议置入支架的 NSTE-ACS 患者术后应予以阿司匹林联合氯吡格雷治疗 8 个月。

2002 年发表的 CREDO 研究是第一个评估 PCI 术前给予氯吡格雷 300mg 负荷量与 PCI 术后 DAPT 12 个月是否获益的研究。该研究入选北美 99 个中心的 2116 例 PCI 患者,术前 3 ～ 24h 在阿司匹林治疗基础上随机分组给予 300mg 负荷剂量氯吡格雷或安慰剂治疗;术后氯吡格雷组继续口服氯吡格雷 12 个月,而安慰剂组则在口服氯吡格雷 28 天后转换为安慰剂治疗。研究结果显示:术前应用负荷剂量氯吡格雷时间越早,减少 28 天主要终点事件的获益越明显;DAPT 12 个月显著降低死亡、心肌梗死和卒中复合终点事件(8.45% 对 11.48%,P=0.02),而未显著增加 12 个月大出血发生风险(8.8% 对 6.7%,P=0.07)。受此项研究的影响,《2005 年 ESCPCI 指南》建议计划行 PCI 治疗的患者 PCI 术前给予负荷剂量(300mg)氯吡格雷,药物洗脱支架(DES)置入后建议氯吡格雷应用 6 ～ 12 个月。《2007 年 ACC/AHAUA/NSTEMI》指南推荐对于置入金属裸支架的患者,术后氯吡格雷应用至少 1 个月,最好 12 个月;置入 DES 的患者,建议术后氯吡格雷应用至少 12 个月。

更新指南在综合现有的人用证据后,《2011 年 ACC/AHA PCI 指南》推荐置入 DES 的患者 DAPT 至少 12 个月;《2014 年 ESC 心肌血运重建指南》则建议 DES 置入后,ACS 患者推荐 12 个月 DAPT,稳定性冠心病患者推荐 6 个月 DAPT,对于出血高危的患者,少于 6 个月 DAPT 也是可以考虑的。

综上所述,在中药新药研发中对于疗程的探索,需要综合现有的人用经验证据，药物的疗程应当在保证药物效应的基础上，尽可能缩短，以降低药物的不良反应。

3. 基于人用经验探索给药剂量示例

药物的剂量是指给药时对机体产生一定反应的药量，通常是指防治疾病的用量。因为药物要有一定的剂量被机体吸收后，才能达到一定的药物浓度，只有达到一定的药物浓度才能显示药物作用。如果剂量过小，药物就不能发挥其有效作用。但是如果剂量过大，对机体可能产生不同程度的毒性。因此，为了更好地发挥药物的有效作用，同时又避免药物过量所引起的不良反应，需要探索药物合适的用药剂量，医学大家岳美中有云："中医不传之秘在于量。"因此，应充分挖掘分析人用经验，探索最佳药物给药剂量，为后续的研究和临床提供支持。

1899 年，德国拜耳药厂正式生产阿司匹林，取商品名为 Aspirin，这就是医院里最常用的药物——阿司匹林。根据人用经验，阿司匹林最开始主要用于解热镇痛和关节炎以及痛风等疾病治疗，其临床应用的剂量为 500 ～ 4000mg/d 之间。

1971 年英国药理学家约翰罗伯特范恩发现，阿司匹林这一类药物能够通过抑制环氧化酶的作用来抑制前列腺素的合成。这一类药最近还被发现有抗血小板聚集的功效，这也是阿司匹林最近在心血管和中风类疾病的预防和治疗中发现的新用途。1979 年，美国 FDA 准许其作为预防脑血栓再发药物而使用。1985 年适应证扩大到预防心肌梗死再发。其后，随着临床数据的积累，1994 年 APT 国际研究小组基于人用经验发表了一项综合统计数据，确立了阿司匹林作为预防和治疗动脉血栓再发的首选药地位，其应用剂量为 75 ～ 300mg。

在 1996 年，FDA 又成功推荐阿司匹林作为预防心脏事件发生的常规用药。因为阿司匹林防治心血管病需要长期应用,过大的药物剂量会增加肝肾负担及出血风险,因此,结合人用经验数据,在防治心脑血管血栓性疾病时,阿司匹林的药用剂量常定为 50 ～ 300mg 之间。

综上,根据前期人用经验数据,当阿司匹林剂量为 500 ～ 4000mg/d 时,则具有解热镇痛作用,常用于治疗感冒引起的发热、头痛、牙痛、神经痛、肌肉痛。当阿司匹林剂量为 50 ～ 300mg/d 时,则更有利于长期应用发挥抗血小板聚集作用,从而预防血栓,防止冠脉和脑血管血栓性病变发生。

第五节　人用经验在中药新药研发临床评价中应用的相关问题

人用经验用于中药新药研发的临床评价，关键在于收集和总结人用经验资料，形成高质量的数据和可用于评价的证据。人用经验资料范围广泛，包括处方及工艺演变、临床应用或临床实践等过程中获得的各类信息。需要通过预定的方案、采用特定的方法对人用经验资料进行收集、整理、分析，形成与注册申请密切相关的、可靠的高质量人用经验数据。通过良好的设计与实施，经过数据治理或数据管理，通过恰当的统计学分析，产生可用于支持注册申请的药物临床定位、目标人群、用法用量等使用情况，并能预测其潜在获益 – 风险的人用经验证据。在这一过程中，需要关注以下几个方面的问题。

一、人用经验资料的收集、数据库的建立、数据处理与分析的问题

1. 人用经验资料的收集

人用经验资料的收集尽可能地展示人用经验全貌，包括但不限于：

①围绕名医的辨证思维、用药经验、组方特点和经验方临床应用等进行收集归纳，对其学术思想进行剖析。

②梳理中药新药处方出处、应用、筛选和演变过程，阐述药物性味、归经、配伍和剂量，总结处方的辨证、治则治法、功能主治

和使用人群。

③围绕目标疾病，以临床对该病的论述和用药经验为依据，整理分析出病因病机、辨治规律、中药新药组方原则和用药特点。

④围绕特有的中医临床思维，对反映其临床思维的著作、医案、医论、医话等资料进行整理，总结出共性的治疗思路和处方原则。

⑤围绕某个学术流派形成、发展和传承脉络，归纳出该流派临床诊疗基本共性，总结出其临床诊疗思维和处方立论。

2. 数据库建立规范

基于人用经验资料建立的数据库依赖于研究目的和研究方案的设计，不同的研究目的和方案，对应不同的目标数据库。对于某一特定的研究目的和方案，目标数据库的建立应以数据库适用性良好和提取方案合理为基本原则。

（1）数据库适用性良好

* 原始数据库可靠性：作为目标数据库的来源，原始数据库的可靠性决定了目标数据库的可靠性。原始数据库的可靠性包括数据真实性、记录及时性、记录准确性、采集规范性和隐私保护等。

* 人群符合性：为了实现研究目的和方案，目标数据库所含人群需要满足研究人群的纳入排除标准。并且目标数据库中最终符合纳排标准的人群数量需要满足样本量要求。

* 相关变量可及性：目标数据库中应包含研究相关变量，即干预相关变量、结局有关变量和协变量。

* 数据完整性：目标数据库中，相关变量的缺失比例应该在可接受范围内，个案记录的观察时间应该满足研究所需，即包含治疗期和随访期。

（2）提取方案合理性

由于人用经验数据具有多样性，不同来源的数据格式类型多样。因此在提取数据之前，考虑相关变量的预期数据格式类型，建立数据标准。结合原始数据库中相关变量的已有格式，设计适于各个变量的提取方案。

对不同的原始数据库进行合并时，需要先依据预先建立的数据标准，对原始数据库进行规范化处理，再根据标识变量进行数据库的合并，从而保证数据信息提取的完整正确。

3. 数据预处理

数据预处理应以处理方法合理性为基本原则。数据预处理的步骤一般包括数据清理、数据集成、数据变换和数据规约。在数据清理和数据集成中，应核查数据格式和数据内容，检验是否完整、准确、一致。对于冗余变量／记录、缺失值和离群值等，选择处理方法时应综合考虑产生原因、不同处理方法的优缺点和数据类型，以保证数据的正确唯一性和信息完整性。常见的缺失值处理方法有剔除法、均值插补法、线性回归插补法和多重填补法等。

由于真实世界中药研发数据具有繁杂性，数据变换和数据规约具有重要作用，需要灵活运用各种处理方法，从而达到减少分析步骤或耗时，提高研究效率的目的。

4. 数据挖掘与统计分析

数据挖掘与分析应以偏倚处理方法、数据挖掘方法和模型检验方法合理性为基本原则。针对不同类型偏倚使用合理的统计学分析方法，达到减小或控制偏倚的目的。基于不同挖掘方法的优缺点，对不同研究目的、不同变量类型采用合理数据挖掘方法，从而充分利用数据信息，增加研究结果的有效性和可靠性。对不同研究目的、分析方法和模型变量，采用合理方法进行模型评价、模型检验和敏感性分析，确保分析结果的准确性和稳定性，才能保证由此得到的临床证据稳定可靠，进而可以更好地应用于未来的临床实践中。

二、支持中药研发的人用经验证据的评价问题

1. 有效性及安全性评价原则

真实世界数据应符合真实、准确、完整、可追溯的要求，数据数量应满足统计学要求和试验探索性研究的法规的要求。人用经验证据中所用的处方应与拟申报品种相同，并能在拟定用法用量下拟定功能主治的有效性和安全性。有效性评价数据的相关人用经验资料应相对完整，包括人群基本特征、主治病证的诊断依据、有效性观测指标；安全性评价数据的相关人用经验资料应全面，明确为收集安全性信息所采取的措施和观测的指标，应全面收集暴露的安全性风险信号及其预后转归。

有效性及安全性评价证据分级可以参考《基于证据体的中医药临床证据分级标准建议》。在有效性评价中，随机对照试验及其系统综述、N-of-1 试验系统综述，属于Ⅰ级证据；非随机临床对照试验、队列研究、N-of-1 试验属于Ⅱ级证据；病例对照研究、前瞻性病例系列属于Ⅲ级证据；规范化的专家共识、回顾性病例系列、历史性对照研究属于Ⅳ级证据；非规范化专家共识、病例报告、经验总结属于Ⅴ级证据。在安全性评价中，随机对照试验及其系统综述、队列研究及其系统综述属于Ⅰ级证据；上市后药物流行病学研究、Ⅳ期临床试验、主动监测（注册登记、数据库研究）属于Ⅱ级证据；病例对照研究属于Ⅲ级证据；病例系列/病例报告属于Ⅳ级证据；临床前安全性评价，包括致畸、致癌、半数致死量、致敏和致毒评价属于Ⅴ级证据。

2. 基于人用经验证据的药物有效性评价

基于功能主治明确、用药固定、疗效指标明确的研究品种的人用经验证据，依据"中医药临床研究证据的分级标准"对队列研究、随机对照研究、病例对照研究等获得的真实世界证据评价，重点分析在药物临床定位、临床价值、有效性指标及疗效特点等方面的有效性证据。

临床价值评价需综合多角度进行评估，包括：①药物使用人群特点。②与现有医疗措施对疾病疗效的比较。③药物治疗目的（预防用药、治疗用药、辅助用药）等，可结合卫生经济学评价、有效性或安全性评价进行说明。有效性指标设置和标准的制定需提供明确的设置依据。

3. 基于人用经验证据的安全性评价

基于功能主治明确、用药固定、疗效指标明确的申报品种的真实世界数据，应提供临床应用或临床实践的全部安全性数据，简述安全性观测指标和药物的暴露程度，并通过主要安全性结果（包括死亡、严重不良事件、重要不良事件、常见的不良事件、有意义的实验室数据异常、心电图异常），确定发生率及转归，同时明确相关结果的数据来源及证据的等级，综合进行中药品种的安全性评价。

三、基于真实世界数据有效性和安全性评价的透明化考虑

为了提高临床试验的质量，循证医学方法学专家和国际学术组织推进了临床试验透明化系列方法研究和相关平台建设。真实世界研究缺乏全过程透明化措施，真实世界会产出高偏倚风险和高主观偏见的结果。因此，推动真实世界研究透明化至关重要。包括研究方案的预注册和发表、正确解读真实世界研究结果和数据共享等几

个关键环节。

1. 研究方案的预注册和发表

真实世界方案的注册和发表是实现透明化的前提，2005 年 4 月 WHO 发布了关于临床试验注册的声明，提出基于科学、伦理和义务的责任，所有临床试验都应注册。只要是健康相关研究都应该事先注册，真实世界也不例外。通常注册信息相对简单，有些细节在注册时并不需要十分完善。因此，研究方案的发表是方案注册的较好补充。《干预性临床试验方案标准条目》（SPIRIT）旨在推动临床试验方案报告的规范化，有助于提高临床试验方案的透明度和完整性。除干预性临床试验，SPIRIT 工作组还推出了临床试验方案中纳入患者报告结局的扩展版（SPIRIT-P）。因此，应大力提倡真实世界研究方案的注册和发表，以防止研究过程中随意变更方案，影响结果的真实性和可靠性。

2. 真实世界研究结果的解读

真实世界的研究结果解读应参考研究方案，分析研究方案是否经过修订，判断是否存在结局的选择性报告和统计方法的事后选择等问题。通常，观察性真实世界结果侧重于反映相关性，而不能确定因果关系。在有效性评价中，真实世界的结果通常会发现有临床价值的信号，或者是产生待验证的假说，还需要开展验证性研究。因此，真实世界结果不能过分解读，临床应用真实世界结果时应评估证据级别，并结合其他研究证据进行综合分析。

3. 真实世界研究数据共享

共享数据是提高研究透明化的重要内容，但真实世界数据共享存在一定的困难，因为数据共享涉及数据的所有权问题、赋权、受权与维权问题。高质量的健康数据库平台欠缺，各种数据库彼此分离，缺乏数据联通的路径和政策，数据库的完整性欠佳，数据质量也有待提高；真实世界数据会涉及个人隐私以及不同数据持有主体的知识产权及相关利益问题，甚至涉及国家安全相关内容。因此，积极推进公共数据平台的完善和数据安全措施相关制度的建立，将为数据共享提供政策和技术支持。真实世界结果易受到多种因素的影响，因此加快推进真实世界相关环节透明化对研究结果的真实性和可靠性至关重要。希望方法学专家、研究者、医务人员、期刊编辑、企业和管理部门等相关方重视并推动真实世界透明化进程，不断提升真实世界研究的质量和研究价值。

四、人用经验在中药临床评价中应用的伦理考虑

真实世界数据用于临床研究，将涉及真实世界研究的设计，不同的设计方法可能需求的数据量、数据范围、数据产生的时间单元、真实世界涉及人的数据来源等都有不同，并且应该考虑真实世界数据的采集、转移、处理、共享等诸多环节以及真实世界证据的评价，只有满足适用性的真实世界数据经恰当和充分地分析后才有可能形成真实世界的证据，在厘清真实世界证据的定义和内涵的同时，应明确要回答的科学问题，从而确定所要提取的完整的数据链。一般而言，真实世界数据包括与患者使用药物以及健康状况有关的和/或来源于各种日常医疗过程所收集的数据。根据数据功能类型分类的常见真实世界数据来源有：卫生信息系统（Health Information System，HIS）、医保系统、疾病登记系统、国家药品不良反应监测哨点联盟（CASSA）、自然人群队列数据库、组学相关数据库、死亡登记数据库、来自移动设备端的数据、其他特殊数据源、其他特定功能数据等。

利用已有的、正在产生的、将要形成的真实世界数据并对这些证据进行评价后应用于中药有效性和安全性评价，应注意每种情况

下因设计不同而涉及不同环节的伦理问题，应遵循一定的伦理审查技术规范，并考虑不同的伦理关注要点。比如：

（1）采集环节的伦理关注点，应对采集数据的条件限定，即需要研究设计中根据研究目的的需要明确采集数据的范围，并有一定的限定条件，如时间截点的限定、采集信息类型的限定等。对采集方式明确数据筛选和整理规则，事先规定明确，并在采集过程中不能更改。对于隐私的保护，需要明确采集得到的研究数据应有对患者隐私保护的方法，并详细描述。

（2）采集环节的知情同意，应充分考虑知情同意的可操作性，结合研究设计考虑免除知情同意或免除知情同意签署。根据研究涉及的风险，考虑免除知情同意的可操作性、知情同意签署的可行性；在知情同意及其过程中应考虑知情同意的撤回，充分尊重受试者自主意愿，但需要考虑知情同意撤回的路径及操作。

伦理审查对于所有涉及人的生物医学研究都具有普适性，但在真实世界数据成为真实世界证据用于支持药物研发和审评时，又面临着独特的挑战，如数据产生的前提、数据提取所涉及的伦理问题、数据转移和存贮应注意的伦理问题、数据的反馈、数据共享及发表时所涉及的伦理问题。

参考文献

[1] 国家药品监督管理局，国家卫生健康委员会．关于发布《药物临床试验质量管理规范》的公告（2020 年第 57 号）[EB/OL]．（2020-04-27）.http：//www.nmpa.gov.cn/WS04/CL2138/376852.html.

[2] 国家药品监督管理局．关于发布真实世界证据支持药物研发与审评的指导原则（试行）的通告（2020 年第 1 号）[EB/OL]．（2020-01-16）.http：//www.nmpa.gov.cn/WS04/CL2138/ 373175.html.

［3］国家药品监督管理局，国家卫生健康委员会.关于发布药物临床试验质量管理规范的公告（2020年第57号）［EB/OL］.（2020-04-26）.http：//www.nmpa.gov.cn/WS04/CL2138/376852.html.

［4］谢琪，江丽杰，刘保延，等.开展真实世界中医药效果比较研究的关键问题及对策的探讨［J］.世界中医药，2014，9（1）：28-31.

［5］吴嘉瑞，唐仕欢，郭位先，等.基于数据挖掘的名老中医经验传承研究述评［J］.中国中药杂志，2014，39（4）：614-617.

［6］高亚斌，董兴鲁，孙文军，等.精神分裂症的"肾亏心亢"病机探析［J］.北京中医药，2017，36（5）：449-451.

［7］常章富.颜正华学术经验辑要［M］.北京：人民军医出版社，2010.

［8］张洪春，赵丹，晁燕，等.从苏黄止咳胶囊的研发探讨中药新药选题思路［J］.中药新药与临床药理，2009，20（5）：485-487.

［9］郑贤月，梁嵘.日本汉方制剂小柴胡汤的应用调查［J］.中医药学报，2008，36（2）：23-26.

［10］张晓艳，李明阳，刘波，等.从西地那非的研发过程探讨医学研究的规律［J］.医学与哲学（临床决策论坛版），2008，29（1）：30-31.

［11］张晓颖，魏万林，田国祥.芪参益气滴丸在心血管系统疾病中的应用进展［J］.中国社区医师，2012（32）：280-281.

［12］陈爽.芪参益气滴丸对急性心肌梗死再灌注后心功能及心室重构的临床疗效观察［D］.南京：南京中医药大学，2015.

［13］李筠，杨慧银.复方黄芪颗粒治疗慢性乙型肝炎疗程与疗效关系分析［J］.中西医结合肝病杂志，2006，16（4）：199-200，203.

［14］赵静.经皮冠状动脉介入治疗后双联抗血小板治疗疗程研究进展［J］.中国全科医学，2017，20（21）：2679-2682.

［15］陈薇，方赛男，刘建平.基于证据体的中医药临床证据分级标准建议［J］.中国中西医结合杂志，2019，39（3）：358-364.

［16］刘炳林，薛斐然.药物临床价值评估的主要考虑因素及问题［J］.中国新药杂志，2017，26（5）：504-508.

［17］王汝龙.药物临床价值综合评价指南［J］.药品评价，2015，12（8）：19-20.

［18］张冬，张俊华，孙凤，等.真实世界研究与中医药大数据［J］.世界中医药，2019，14（12）：3119-3122.

［19］胡文，侯政昆，刘凤斌，等.关于大数据时代的中医药临床研究的思考［J］.世界科学技术-中医药现代化，2019，21（8）：1656-1661.

［20］高培，王杨，罗剑锋，等.基于真实世界数据评价治疗结局研究的统计分析技术规范［J］.中国循证医学杂志，2019，19（7）：787-793.

［21］王雯，高培，吴晶，等.构建基于既有健康医疗数据的研究型数据库技术规范［J］.中国循证医学杂志，2019，19（7）：763-770.

［22］彭晓霞，舒啸尘，谭婧，等.基于真实世界数据评价治疗结局的观察性研究设计技术规范［J］.中国循证医学杂志，2019，19（7）：779-786.

［23］卞铮，许祥，余灿清，等.大型人群队列现场调查管理技术规范团体标准解读［J］.中华流行病学杂志，2019，40（7）：753-755.

［24］龚巍巍，俞敏，郭彧，等.大型人群队列终点事件长期随访技术规范团体标准解读［J］.中华流行病学杂志，2019，40（7）：756-758.

［25］余灿清，李立明.大型队列研究中的数据科学［J］.中华流行病学杂志，2019，40（1）：1-4.

［26］余灿清，刘亚宁，吕筠，等.大型人群队列研究数据管理团体标准解读［J］.中华流行病学杂志，2019，40（1）：17-19.

［27］刘晓清，孙晓川.真实世界证据［J］.协和医学志，2017（Z2）：305-310.

［28］孙鑫，谭婧，唐立，等.基于真实世界证据的上市后药品评价技术框架体系：思考与建议［J］.中国循证医学杂志，2018（4）：277-283.

［29］孙鑫，谭婧，王雯，等.建立真实世界数据与研究技术规范，促进中国真实世界证据的生产与使用［J］.中国循证医学杂志，2019（7）：755-762.

[30] 刘露，钟佑锦，张宇晶，等.真实世界证据与医疗器械上市前临床评价：思考与建议[J].中国循证医学杂志，2019（8）：883-886.

[31] 戴亮，季光.基于FDA《真实世界证据计划框架》论析真实世界研究对中药新药研发的意义[J].中药新药与临床药理，2019（11）：1403-1408.

[32] 姚晨.利用好真实世界数据生产高质量真实世界证据支持药械监管[J].中国食品药品监管，2020（2）：22-27.

[33] 刘志勇.真实世界证据将可用于药物研发[N].健康报，2019-06-12（002）.

[34] 黄志军，阳国平.后新冠肺炎疫情下临床试验的发展及思考[J].中国临床药理学与治疗学，2020（5）：591-594.

[35] 李洪，魏来，郭晓蕙，等.真实世界研究伦理审查初探[J].中国循证医学杂志，2018（11）：1198-1202.

[36] 符宇，邵明义，燕树勋，等.真实世界研究与中医临床疗效评价[J].中医杂志，2019（7）：546-550.

[37] 姚贺之，孙明月，高蕊.基于CIOMS准则的真实世界研究伦理问题探讨[J].中国医学伦理学，2019（5）：559-563.

[38] 曾琳，陶立元，赵一鸣.真实世界临床研究容易忽视的几点问题[J].中华儿科杂志，2015（10）：746.

[39] 张骐麒，刘威，王志东，等.适应真实世界研究的生物样本及数据资源库建设[J].中华医学科研管理杂志，2019（6）：423-426.

[40] 郑晨思，刘保延，房繁恭.基于注册登记研究的随机对照试验研究现状分析[J].中医杂志，2020（12）：1054-1058.

第四章
临床试验证据在中医药临床评价中的应用

第一节　概述、现状与法规

一、从中医药临床实践到试验证据的产生

在临床实践中发现问题、探索解决方案、根据临床疗效对观察到的经验进行理论整理、总结并根据当时的方法学将其总结、升华为中医学理论，再反馈回临床实践进行理论的修正是中医学实践和理论体系构建、发展的基本形式。中医药历经几千年的发展，形成的实践"证据"虽不完全等同于现代临床研究证据的概念，但可以说在中医学发展的历史长河中每一时期都有指导当时医者临床实践的最佳"证据"。从先秦时期的《黄帝内经》到汉代张仲景的《伤寒论》《金匮要略》，从东汉时期的《神农本草经》到历代修订的本草巨著《新修本草》《本草纲目》等，无论医学还是药学典籍无一不是在实践中不断产生新的"证据"，再进行完善总结形成的。历代医家依循着这些典籍中记载的"证据"，结合自身的临床经验，综合患者病情、禀赋、体质、心理活动（七情）以及所处社会环境、自然环境等情况，以"人"作为对象，整体论治，辨证施治，进行个体化的治疗。加拿大 David L.Sackett 教授于 1992 年首次提出"循证医学"概念。循证医学（evidence-based medicine，EBM），即基于证据的医学实践，是指在从事医疗卫生服务过程中，有意识地、明确地、审慎地利用当前所获得的最好的研究证据，进行科学决策的医学实践过程。以研究的视角来看，古代中医学家以传统的研究方法，如归纳、演绎、推理判断等哲学方法；一般的科学方

法，如观察法、比较法、类比法、试错法等，在临床实践中不断总结形成"证据"的过程，事实上与上述循证医学的要义是统一的，可以视之为通过真实世界形成证据的过程。

不可否认，中医药学的临床实践是以个案为主，疗效评价也是基于个案的直观、宏观、主观的观察和描述，精确量化少，个案疗效反映的个别现象存在重复性弱的问题，直接观察和经验总结对中医药理论的形成和学术发展起着重要作用，但不是真正意义的现代科学试验。事实上，临床试验的思想在古代典籍中是有体现的。如宋代苏颂编撰的《本草图经》中记载了我国最早的临床对照试验方法："欲试上党人参者，当使二人同走，一与人参含之，一不与，度走三五里许，其不含人参者，必大喘，含者气息自如者，其人参乃真也。"清晰地描述了一个前瞻性平行对照试验的设计、实施和评价，具有重要的指导意义。遗憾的是，临床试验的思路和方法在中医药发展进程中未得到足够的重视和发展。

随着 20 世纪 80 年代临床流行病学在我国创建和发展，循证医学中作为一级证据的随机对照试验（randomized controlled trial，RCT）逐步在中医药临床研究中得以应用，产出了一系列试验证据。20 世纪 80 年代初，陈可冀院士牵头开展的防治慢性稳定性冠心病心绞痛的冠心 2 号复方临床 RCT 研究，被公认为我国中医药界第一篇 RCT 研究论文，成为日后活血化瘀方药研究蓬勃兴起的祖方，此后有数十种源于此方的新药面世。1998 年第一篇中医药领域系统评价 /Meta 分析论文发表。同年，国家中医药管理局举办中医药科研院所学术带头人高级培训班，邀请王家良、李幼平赴会分别介绍临床流行病学、循证医学的知识和进展，会后讨论了中医药系统学习和引进循证医学的想法和计划。1999 年，李幼平和刘鸣发表了题为"循证医学与中医药现代化"文章，指出：采用国际公认的方法学和标准去重新认识、解释和评价中医药的疗效，用国际公认的学术语言和理论，帮助传统中医走出国门，临床流行病学和循证医学应是目前最好的方法之一。这个观点得到学界的基本认同。王永炎、陈可冀、赖世隆、张伯礼、刘保延等专家学者均发表观点，讨论引入循证医学对推动中医药发展的重要性、可行性及任务，形成了"一要学、二要用、三要知道局限性、四要创新中医药循证评价方法"的指导思想。20多年来，循证医学的引进和普及应用，开拓了中医药临床疗效评价新的研究领域，产生了新的研究思路方法，推动了中医药临床研究的进步。

二、现代中医药临床研究试验证据的发展现状

临床研究产生的数据会进一步转化应用，将在循证决策方法指导下应用于临床实践指南，基于证据的循证临床实践指南可以规范医疗行为，缩小诊疗过程中的差异，有利于促进和推广中医药。国际上，最早的证据等级是1979年加拿大定期健康检查工作组（CTFPHC）Fletche等人在加拿大医学协会杂志上发表的，之后证据分级历经了重视证据质量和研究目的的发展阶段，最有代表性的为2001年英国Cochrane中心联合循证医学和临床流行病学领域最权威的专家，根据研究类型分别制定了详细的分级，正式发表在英国牛津循证医学中心的网络上并沿用至今。2004年，GRADE工作组综合考虑多种因素，推出了国际统一的证据分级体系。GRADE评价体系将证据分为高、中、低、极低4级，不同于以往的证据级别，GRADE证据级别的定义基于证据远期的效应值，并且综合考虑研究设计、研究质量、研究结果的一致性和证据的直接性。Cochrane协作网、WHO等28个国际组织已经对其提供支持并广泛使用该评价系统，GRADE制定的证据分级标准已成为世界范围内

的示范性标准。

中医临床证据具有多源性的特点，有中医古籍、名家经验、专家共识等，经历了长期的临床实践考验，体现中医临床传承与发展的证据，这类证据对目标人群限定极小，外推性较佳；又有循证医学证据分级体系中各类临床研究，相较于上述传统中医临床证据，这类研究对目标人群限定强，有明确的纳入排除标准，其外推性受到限制。考虑到西医和中医两种医疗体系和实践模式存在明显差异，部分方法学专家学者认为对两者临床干预研究证据进行分级和评价时应有所区别。对传统医学（包括补充替代医学）的评价，需要将人文背景纳入评价体系中。例如，中医药所特有的人文因素对于其疗效的评价必然会产生影响。而对这些要素的评价，采用经典的定量研究和关联分析是难以回答的，必须补充以社会学的定性研究方法等多种新的研究方法。而这些新的研究方法在传统的干预疗效证据分级和评价中并无应用。这显示了传统证据评价和分级体系的不足。为此，国内专家学者开展了大量中医药临床研究证据分级体系相关研究，提出了一些新的证据分级方法体系。

目前每年发表临床研究报告近万篇，中医药随机对照试验每年文献量达到数千篇，中医药系统评价/Meta分析文章每年发表近500篇论文，已发表中医药和针灸相关Cochrane系统评价200余个。中医药临床有效性评价研究质量也明显提高：从重视病例报告转向重视随机对照试验；从单中心研究转向多中心研究；从小样本探索性研究转向大样本确证性研究；从注重中间指标到重视终点指标；从重视研究结果到重视研究设计和过程质量控制。过去10年间，一批高质量随机对照试验完成。如芪参益气滴丸对心肌梗死二级预防的临床研究，在全国16个省市88家医院募集了3505例合格病例，项目试验周期6年，开创中医药大规模循证评价成功实践，成果获得国家科技进步二等奖；芪苈强心胶囊治疗慢性心衰、麻杏石甘汤加银翘散治疗甲型 H1N1 流感、电针治疗严重功能性便秘、电针治疗女性压力性尿失禁等高质量临床研究，分别在 *Journal of the American College of Cardiology*（JACC，《美国心脏病学会杂志》）, *Annals of Internal Medicine*（《内科学年鉴》）, *The Journal of the American Medical Association*（JAMA，《美国医学会杂志》）等国际知名期刊发表，用高质量的证据彰显了中医药的疗效优势，提高了中医临床诊疗水平，服务于中药大品种培育，推动了中医药国际化进程和中药新药的研发。

值得一提的是，中药新药研发不仅有赖于规范的高级别循证医学证据的支持，更离不开扎根于临床实践的中医理论创新驱动。由红花、赤芍、川芎、丹参和当归组成的血必净注射液，从化瘀解毒的理念出发用于治疗脓毒症、多脏器功能失调综合征等，在上市后又开展了大量的循证医学研究和机制研究，充分证明了产品的有效性和安全性，血必净注射液的成功案例是理论创新驱动研发创新的经典案例。苏黄止咳胶囊是国家药品监督管理局批准的国内外第一个治疗咳嗽变异型哮喘和感冒后咳嗽的中成药，是由晁恩祥教授基于多年临床经验和对中医理论的不断探索，提出"风咳"理论后研发而成，也是从临床实践到理论创新，最终研发出具有临床价值中药新药的经典案例。2020 年，面对新冠肺炎，中医药展现出独特优势，抗疫中筛选出临床证实有效的"三药三方"被写入国家卫生健康委员会发布的新冠肺炎诊疗方案中，并最终于 2021 年 3 月获得了国家药品监督管理局的生产注册批件。

2019 年 10 月《中共中央 国务院关于促进中医药传承创新发展的意见》指出：加快中医药循证医学中心建设，用 3 年左右时间，筛选 50 个中医治疗优势病种和 100 项适宜技术、100 个疗效独特的中药品种，及时向社会发布，探索建立以临床价值为导向的评估路径，综合运用循证医学等方法，加大中成药上市后评价工作力度。2019 年 3 月，中国中医药循证医学中心在北京揭牌。相信随着相关工作的推进，将产出更多高质量的现代中医药临床研究试验证据。

三、药物临床研究的法律法规及指导原则

药物临床试验是新药研发过程的重要一环，经过临床前研究的新药通过开展一定规模的临床试验，收集新药的安全性和有效性方面的信息，为新药的审评和批准上市提供重要的依据。近年来，国家发布了一系列法律法规、指南原则以指导新药临床研究的实施，同时，为体现中医药特色，遵循中医药研究规律，进一步提高中药新药临床试验的水平和质量，推动中药新药的研究与发展，中药新药临床研究相关法律法规、指导原则相继颁布。

1. 指导临床试验实施相关法律法规与指导原则

药物临床试验质量管理规范（good clinical practice，GCP）是注册类临床试验应遵循的基本规范，我国 2003 年发布了 GCP，并在 2020 发布了新版 GCP，对药物临床试验质量管理方面提出了更为明确和细化的要求，从伦理委员会、申办者、研究者角度具体阐述了如何保证药物临床试验过程规范，数据和结果的科学、真实、可靠，切实保护受试者的权益和安全。

伦理审查是保障受试者权益的重要措施。2010 年国家食品药品监督管理局颁布了《药物临床试验伦理审查工作指导原则》，2016 年国家卫生和计划生育委员会颁布《涉及人的生物医学研究伦理审查办法》，为保护受试者的合法权益、规范涉及人的生物医学研究伦理审查工作提供了有利依据。

数据是临床研究的核心证据，规范开展临床研究数据管理工作

是保障研究数据真实可靠的关键所在。2016年药监部门颁布了《临床试验数据管理工作技术指南》《临床试验的电子数据采集（EDC）技术指导原则》和《药物临床试验数据管理和统计分析的计划和报告指导原则》等相关指导原则，2020年发布了《药物临床试验数据递交指导原则（试行）》，对临床研究数据质量提出了较为细化的要求。

2017年，国家食品药品监督管理总局成为国际人用药品注册技术协调会（the international council for harmonization of technical requirements for pharmaceuticals for human use，ICH）正式成员，推动了药品注册相关质量要求逐步实现与国际接轨。2018年国家食品药品监督管理总局发布关于适用ICH二级指导原则的公告，对人用药物注册通用技术文档及药品全生命周期安全性管理提出了具体要求。

2. 指导中药新药药物研发的相关法律法规与指导原则

2015年11月，《中药新药临床研究一般原则》颁布，为中药新药临床试验的设计、实施和评价提供一般性方法学指导，与此同时，中药新药治疗恶性肿瘤、中风、原发性骨质疏松症等单病种临床研究指导原则相继发布。

2017年7月《中华人民共和国中医药法》正式施行，指出：发展中医药事业应当遵循中医药发展规律，坚持继承和创新相结合，保持和发挥中医药特色和优势，运用现代科学技术，促进中医药理论和实践的发展。国家建立和完善符合中医药特点的科学技术创新体系、评价体系和管理体制，推动中医药科学技术进步与创新。

2018年11月，国家药品监督管理局发布《证候类中药新药临床研究技术指导原则》，阐明了证候类中药新药的处方来源、基本要求、临床定位、证候诊断、基本研究思路及试验设计、有效性及安全性评价、试验质量控制与数据管理、说明书撰写原则等，提供了"证候"评价的具体思路和方法，回归到中医药辨"证"论治的治疗特色。

2019年10月印发的《中共中央 国务院关于促进中医药传承创新发展的意见》，对中医药发展做出战略性部署。

2020年9月，为解决近几年中药创新研发动力明显不足等关键问题，国家药监局着力构建、完善符合中药特点的审评审批机制，组织制定了《中药注册分类及申报资料要求》，此次中药注册分类的修订体现了尊重中药研发规律，突出中药特色；坚持以临床价值为导向，鼓励中药创新研制；加强古典医籍精华的梳理和挖掘，促进中药传承发展；完善全生命周期管理，鼓励中药二次开发等理念。

2021年3月2日，首次按照《中药注册分类及申报资料要求》中新的注册分类"其他来源于古代经典名方的中药复方制剂"审评审批的中药品种清肺排毒颗粒、化湿败毒颗粒和宣肺败毒颗粒批准上市。

第二节　影响中医药临床试验证据产生的关键因素

一、中医药临床试验设计的关键因素

临床研究方案是临床研究设计、实施、报告和评价的基础，在研究设计方案撰写时应参照《规范临床研究方案内容》（standard protocol items: recommendations for interventional trials 2013，SPIRIT2013 声明）提供的临床试验方案及相关文件发表条目建议，对研究对象（participant）、干预（invention）、对照（control）、结局指标（outcome）、研究设计（study design）等要素进行具体的规定，同时，应充分考虑中医药临床研究的特点，对影响中医药临床试验设计的关键因素进行仔细考虑。

1. 研究对象

研究对象是科学研究的要素之一，在临床试验设计环节，应仔细考虑研究对象来源、抽取方法、诊断标准、纳入与排除标准，样本量等因素。对于中医药临床试验而言，还应阐明本研究采取的研究模式，一般而言包括以下三种：以西医病症为主导的研究模式、以中医证型为主导的研究模式及以病证结合为主导的研究模式。要根据不同的研究模式，明确研究对象的诊断标准、纳入/排除标准，其中第一种以西医病症为主导的研究模式，筛选受试者时单纯以西医疾病诊断标准作为纳入/排除的条件；第二种以中医证型为主导的研究模式，筛选受试者时主要根据中医望、闻、问、切四种传统诊断方法而得出的证作为纳入标准；第三种以病证结合为主导

的研究模式，这类试验在筛选受试者时包含了中西医两方面的诊断标准，过程通常是先以西医诊断标准筛选出患上该病的人群，再以中医诊断标准细分出属某一目标证候的参加者接受研究方案。无论是第二种还是第三种研究模式，均离不开中医证候诊断的标准化问题。以本课题组开展的肾阳虚证诊断标准研究为例，前期经过文献检索，共检索到 1962 ～ 2016 年涉及肾阳虚证诊断标准的 40 余个相关文献，其中国家标准 2 个，机构标准 1 个，行业指南 20 个，专著 8 部，教材 6 部，期刊论文 5 篇。由于不同的肾阳虚证诊断标准的辨证要点存在差异，致使现有的诊断标准在症状条目、术语表达以及辨证方法等方面多有差异，难以提供一致的辨证结果。另外，已有的标准中条目术语不规范，影响了诊断标准的可操作性。"一义多形"或"一形多义"的现象较多。"一义多形"即含义相同或相近的多个术语，例如"精神萎靡""神疲乏力""精神疲惫""神疲倦怠""声低懒言"等；"一形多义"即一个术语包含两个以上含义，例如"畏寒肢冷""夜尿频多清长"等。当前应探讨建立具有相对"金标准"的证候诊断标准。

2. 干预措施

中医临床不仅是以"病"为研究对象，更重要的是以患病的"人"作为对象，这就决定了"个体化治疗"是中医学重要的医学模式，也决定了中医临床治疗具有多维的性质和丰富的内容，多种治疗方法的综合运用、复方的运用等均是中医药临床研究中常用的干预措施。为提高干预措施的可重复性，在研究设计中应参照 SPIRIT2013 声明以及描述干预措施的清单和报告规范（Template for Intervention Description and Replication，TIDieR）对干预措施进行具体的描述，如描述干预措施必不可少要素的基本理由、理论或目标、使用的任何实物或其相关信息材料、实施时间及强度、实施者、个性化调整情况等。

此外，在我国独特的中西医结合诊疗模式下，鉴别混杂因素的影响对明确干预措施的疗效非常重要。在中药的临床试验设计中，中西药物合并用药的要求和分析需要提前规定和明确。

3. 对照的选择

合理的对照能够获取比较性的疗效和安全性数据，有助于分析药物疗效和不良反应是药物所致还是由于其他因素所致。

采用安慰剂对照不仅可以了解药物的"绝对"疗效，便于清晰地评价安全性（区分药物本身所致不良反应以及来自潜在疾病或并发疾病的不良反应等），还可以检测试验本身的灵敏度。采用阳性药物对照有助于获得伦理学的批准，可获得药物与已上市公认有效药物的"相对"有效性和安全性。同时采用安慰剂和阳性药物对照的三臂试验设计具备许多优点，不仅可以获得药物的"绝对"疗效以及试验检测灵敏度的内部证据，还可以同时进行与阳性药物疗效等方面的对比研究。在符合伦理学的前提下，应有安慰剂对照的临床试验数据，以进行风险/受益评估。采用三臂试验设计的临床试验数据，则有助于判断临床价值，以获得更好的支持上市的证据。

安慰剂作为模拟药物，其感观如剂型、大小、颜色、口味、气味等都力求与试验药尽可能保持一致，但不含有试验药物的有效成分。与西药安慰剂相比，中药制剂由于其特有的气味、口味和色泽，在人工模拟制作与其外观、气味、色泽和口味相似的安慰剂方面确有一定难度。为此，专家学者在中药安慰剂的制作和模拟效果评价方法学方面进行了较多有益探索，具有很好的参考价值。例如，某课题组以一个口服胶囊剂型的试验药物安慰剂为实例，探讨了中药安慰剂模拟效果评价的方法，从试验药物可能性评价和形、色、气、味模拟效果评价两个方面进行评价。

第一步可能性评价：将试验药与安慰剂各 10 份分装，采用简单随机的方法将分装药物标注为 1 ～ 20 号，并分发给 20 位评判者，评判者来自药品生产厂家、临床研究人员（研究者、CRC、质控人员等）和患者。评判者在试验药物处于盲态的情况下，独立从包装、标签、说明书、药物的颜色、气味和口味等几个方面，对所评价的药物是试验药物的可能性进行整体评估，允许评判者打开药物最小包装（如胶囊），可对照药品说明书判断。评判者通过执行上述规则，对评价的药物是试验药还是安慰剂做出主观判断，有 5 个选择：肯定是试验药、可能是试验药、不确定、可能是安慰剂和肯定是安慰剂，从中选择 1 项，从而判定其为试验药物的可能性。揭盲后比较试验药和安慰剂对于试验药物判断的人数分布是否一致，采用拟合优度检验，如果 P>0.05，则接受评判者判断试验药和安慰剂为试验药物的比例一致。评价结果为评价者对于两种药物的判断差异无统计学意义（采用 Fisher 精确概率，P=0.3317），接受评判者判断制剂为试验药物的比例一致。

第二步形、色、气、味模拟效果评价应根据中药剂型的不同，采用合适的评价项目，如外形、颜色、气味、口味、澄明度（液体）、均匀度（固体）等。具体分为两个部分，①制剂与试验药的相似性评价：将制剂按照试验药与安慰剂分装，通过简单随机的方法分别标注为 A 药、B 药（A、B 药一个为试验药一个为安慰剂，但不确定哪个为试验药，哪个为安慰剂）。另取一部分试验药样品作为参比药物，A 药、B 药和试验药样品全部采用试验药的剂型。给每位评判者同时发放 A 药、B 药和试验药样品，让评判者将 A 药和 B 药分别与试验药样品从外形、颜色、气味和口味等几个方面对其相似性进行评价，允许评判者打开药物的最小包装（如胶囊），并在视觉模拟量表上进行评分。与试验药样品完全一样为 10.0 分，比较相似为 7.5 分，不确定为 5.0 分，差异较大为 2.5 分，完全不一样为 0 分。评分越高，说明与试验药越相似。最后比较 A 药和 B 药在形、色、气、味上的评分差异，两药评分越接近，说明安慰剂模拟效果越好。评价结果为采用配对 t 检验，两药除外观的评分差异无统计学意义（P>0.05）外；颜色、气味、口味与试验药比较差异均有统计学意义（P<0.05）。②制剂与试验药相似度的一致性评价：采用相似性评价的数据，拟定评分 >5 分为与试验药样品相似，评分≤ 5 分为与试验药样品不相似；分别计算 A 药和 B 药与试验药在形、色、气、味 4 个方面的相似度，及同一名评价者对 A 药和 B 药与试验药相似性的一致性程度。如果相似度越大、一致性越高，都说明安慰剂模拟效果越好。相似度 = 两药相似的例数 / 总评判人数 ×100%。一致性 =（A 药和 B 药均与试验药相似例数 +A 药和 B 药均与试验药不相似例数）/ 总评价人数 ×100%。评价结果为 A 药与试验药比较，在外观上与试验药完全一样（相似度为 100%），颜色、气味和口味与试验药的相似度分别为 50%、10% 和 15%；B 药与试验药比较，在形、色、气、味四个方面均完全一样（相似度均为 100%）。同一评价者对不同药物在外观上评价的一致性达到100%，颜色、气味和口味的一致性分别为 50%、10% 和 15%。

从上面结果可看出，由于复方中药成分复杂，中药安慰剂在气味和口味上的模拟制作仍存在一定困难，但在盲态下，单独接触试验药或者安慰剂，患者很难知道是试验药还是安慰剂。相信随着中药制剂技术发展，中药安慰剂的生产研制技术会更加成熟。上述探索为行业安慰剂模拟效果评价提供了较好的方法学借鉴。

公认有效是选择阳性药的基本原则，一般而言我们应选择经过与安慰剂对照临床试验证明有效的药物，目前在中药临床试验设计中，选择公认有效的阳性对照中药尚有一定的难度，随着规范开展的以安慰剂对照的中医药 RCT 临床试验数量的不断增多，以及方法学家对于中医药临床研究证据分级体系的深入研究，这一问题有望得到进一步解决。

4. 测量指标的选择

测量指标是用于判断干预措施的疗效和安全性的重要依据。西医病症或病证结合为主导的中药新药临床试验，主要疗效指标应选择临床结局指标或公认的替代指标。主要疗效指标如为改善症状、体征或疾病状态，提高患者生存质量，其临床价值应是公认的，并且应对疾病的临床转归无不利的影响。

对于病证结合或证候类中药新药临床研究，证候疗效评价指标的选择，可以分为五大类：一是以目标症状或体征消失率/复常率，或临床控制率为疗效评价指标；二是患者报告结局指标，将患者"自评"与医生"他评"相结合；三是采用能够反映证候疗效的客观应答指标进行疗效评价；四是采用公认具有普适性或特异性的生存质量或生活能力、适应能力等量表，或采用基于科学原则所开发的中医证候疗效评价工具进行疗效评价；五是采用反映疾病的结局指标或替代指标进行疗效评价。无论采用哪一类疗效评价指标，均应当考虑所选评价指标是否与研究目的相一致，评价标准是否公认、科学合理，关注证候转化对药物有效性、安全性评价的影响，并应重视证候疗效的临床价值评估。

中药评价指标选择的合理性和科学性问题一直是影响中药临床试验设计的关键问题，证候类的指标作为主要评价指标时，多存在行业不公认等问题，构建行业公认的证候评价量表也越来越受到大家重视，单纯选择现代医学疾病疗效指标时，无法全面反映中药临床疗效和特色，所以现在越来越多的研究提出，要构建体现中药特色的评价指标，反映中药临床价值和特色。

5. 样本量的确定

样本量体现了临床流行病学中研究设计重复的基本原则，是临床试验设计的关键点之一。临床试验所需样本量除应满足法规最低病例数要求（如有）外，还应满足统计学的要求，以确保对试验目的给予一个可靠的回答。合适的样本量是控制 I 类错误和保证检验效能的重要手段，关系到研究结论的可靠性、可重复性和外推性，可以说样本量计算的过程是资源成本和检验效能的权衡过程。样本量的估算应考虑研究目的、试验设计、假设检验类型、主要评价指标类型及效应量估计、组间比例、检验效能（II 类错误）、检验水准（I 类错误）等因素。在中医药临床试验中，对于确证性临床试验，样本量的确定主要依据前期探索性临床试验结果并结合已发表的相关研究文献来保守估算所需参数；在探索性临床试验中，计算样本量所需参数的估计值可依据相关研究的结果或研究者的经验预期来估算，此外，不应忽视古今医案及基于中医临床实践的真实世界研究数据等提供的重要参考价值。目前，从发表的中医药临床研究来看，缺少样本量计算的依据和说明是较为普遍的问题，马彬等研究统计的 1978 篇国内中医药 RCT 临床研究，仅 17 篇（0.8%）详细报告了确定样本量的计算依据。上述问题在今后的临床研究设计中应当引起高度重视。

二、影响中医药临床试验实施的关键因素

1. 盲法的实施

盲法是为了控制试验过程中的各种偏倚，包括评价偏倚、统计分析时的解释偏倚等。临床试验根据设盲的程度分为开放（非盲）、单盲、双盲。双盲试验要求试验中所采用的处理方法在用药前或用药时都无法从感官上识别出来，且在整个试验过程中都保持盲态。

如前所述，由于中药安慰剂在色、气、味上的特殊性，很难做到安慰剂与试验药完全一致，一方面应进一步探索中药安慰剂的制作工艺，同时在试验启动前进行安慰剂模拟效果评价，另一方面在临床试验过程中，对于受试者和研究者依从性的管理非常重要，需要避免人为或有意破盲，以保证整个临床研究的完整性和可靠性。如果基于伦理学和可行性的考虑，不适宜采用双盲，则应考虑单盲试验或开放试验，此时，应制订相应的控制偏倚的措施，使可能的偏倚达到最小，如可采用结局指标盲态评价、使数据处理与分析人员处于盲态等措施尽量减少偏倚。

2. 中西医评价指标的关联性问题

基于病证结合模式开展了中医药临床试验，在临床研究过程中既要对西医疾病进行诊断与评价，又要对中医证候进行诊断与评价。如在西医疾病的诊断与评价中主要使用症状或症状相关量表，在研究实施过程中应特别注意其与中医证候相关症状之间的关联性。如在一项治疗前列腺炎（湿热瘀滞证）的临床研究中，评价膀胱过度活动症的评分问卷中对排尿次数、尿急等情况按发生频率进行了得分采集（如白天排尿次数 8 ～ 14 次为 1 分），同时，在中医症状表中也采集了相关症状发生情况。由于不同研究者对相关中医症状把握的尺度不同，在研究过程中很容易发生偏差。为此，在试验前应对研究者进行相关症状标准的培训，并建议研究者在试验中将依照相关表格进行对比询问，以减少对相关症状的评价出现矛盾。

3. 基于风险的质量管理体系的建立

高质量的临床试验是进行药物有效性和安全性评估的前提，也是开展系统评价的基础。当前，基于风险的质量管理已成为临床研究质量管理的着力点。2017 年 10 月，中共中央办公厅和国务院办公厅联合印发《关于深化审评审批制度改革鼓励药品医疗器械创新的意见》，其中提到建立基于风险和审评需要的检查模式。ICH–Q9指出将基于风险的质量管理方法整合到现有的质量体系，在临床试验中可以提供促进更好的决策，所有相关方法都有责任为提供有效的基于风险的质量管理体系做出贡献。我国 2020 年发布的 GCP 中提到申办方应基于风险进行质量管理，包括明确保护受试者权益和安全以及保证临床试验结果可靠的关键环节和数据，识别影响到临床试验关键环节和数据的风险，进行风险评估，识别可减少或者可被接受的风险，预先设定质量风险的容忍度，定期评估风险控制措施等。

总的来说，中医药临床研究水平依然有待提高，随机对照研究的数量逐年增加，但高质量的研究还比较少，亟待建立规范的质量管理体系以保证临床研究的高质量开展，特别是应基于中药新药临床试验特点，考虑存在的个体化质量风险。如证候诊断和评价的客观性和标准化、盲法实施的风险等，建立基于风险的质量管理体系以保障中医药临床研究的科学性、伦理性及数据质量。

4. 信息化助力高质量中医药临床研究实施

药物临床试验信息化管理对临床试验数据和质量的控制起着至关重要的作用。传统中医药临床研究使用"纸质化"的全流程管理模式，导致临床试验效率低下，试验质量难保证，人力和财力浪费等一系列问题。临床研究各方应按照 GCP 对各方职责的要求，逐步采用临床研究项目管理系统、伦理管理系统、基于风险的远程监察系统、药物警戒系统、临床试验随机与药品管理系统、数据管理与编码系统等信息化系统，提高中医药临床研究过程管理的效率与质量。

三、影响中医药临床试验评价的关键因素

中医药临床疗效评价是行业研究的难点和热点。2019 年中国

科学技术协会发布了 20 个重大科学问题和工程技术难题，其中第 13 个为中医药临床疗效评价创新方法与技术。临床评价技术发展可筛选出临床疗效显著且安全性高的中医药干预措施，更能体现出中医特色的治疗病证，可产生用于评价中医复杂干预的方法。如前所述，中医学具有整体观、复杂干预、辨证施治个体化治疗的特点，如何体现综合受益及个体化诊疗的疗效特色是中医药疗效评价的关键。

西医学以基础研究为导向，绝大多数的新方药、新技术均产生于基础研究、动物试验的新发现，临床疗效的评价活动常常是根据临床前动物试验的研究结果，在人体上进行的前瞻性、验证性试验研究。为了得到人体应用时安全有效的确切证据，必须严格控制各种影响因素，营造一个理想的临床试验环境来实现。与之相反，中医是在前人经验基础上，在不断解决临床难题的积累中，把个人的临床经验逐步提炼升华为适应于群体的新方药。二者临床研究要素的内涵有着本质的差异和区别。这些差异和区别形成了两个学科的固有特点，也决定着其临床评价方法学的选择和应用。很显然，根据学科特点，简单地照搬方法，很难从根本上解决中医临床评价问题。

筛选体现中医药特色的疗效指标一直是中医评价体系构建的重要部分。中医以阴阳、五行理论为核心，强调整体观念与辨证论治，关注药物对疾病及生命整体状态的改善，所以在评价中医药疗效时，应体现生命状态整体的改善，也要有现代医学疾病指标的变化，还要有代表中医证候改善和变化的指标。根据每个研究的目的不同，以上指标的主次权重应不同，应该建立以科学假设为导向的指标选择和评价方法。在中药的临床评价中，也要关注价值的多样性问题，需要借助多种研究方法，多维度分析临床价值。

中医药临床疗效评价方法

中药的临床疗效指标既存在现代医学疾病指标，又存在中医证候相关指标，还有生活质量等生命状态改变指标。如何综合评价整体改善的疗效，如何构建这些指标之间的关系，用什么样的技术方法分析更合理，对中医药复杂疗效指标的分析方法问题也越来越受到大家关注。如何构建中药综合疗效指标评价的技术规范和共性模型，需要更多的技术和研究支持。

我们希望在三结合评价体系下，深化中医理论的基础研究，进一步阐述中医理论的科学价值；深化人用数据的挖掘技术研究，探索体现中药特色的疗效指标筛选技术和规范研究，更好地总结提炼人用经验；基于试验证据验证科学假设和临床价值。根据不同研究目的，确定疾病变化、证候特征、人体健康生命状态评价指标三要素的权重，进行指标筛选，构建中医药特色评价指标，综合评价临床疗效及特色。开展综合性的评价方法和技术研究，从多种角度解读中医药的临床疗效特色和临床价值。"3+3+3x"评价体系的构建和应用，可以基于理、法、方、药、人、指标的一致性，充分体现中药自身理论特色及临床实践经验特点，多方法、多维度、多技术综合评价中药价值和优势。

近年来，专家学者们对于中医药临床疗效评价进行了较多有益的探索。针对中医辨证论治个体化诊疗的特点，刘保延等将现代临床流行病学、循证医学与辨证论治特点相结合，根据辨证论治疗效的主导者是"医者"而非"方药"，利用真实世界的数据，以评价主导辨证论治的医者及其代表队的疗效，来反映辨证论治的疗效，直接促进辨证论治的方案优化，提升辨证论治的疗效，同时为专病专方的发现和深入研究提供数据支撑。此外，这一方法也为从临床实践凝练中医理论，丰富和发展中医理论找到具体载体奠定了基础。为完善和建立中医证候诊断标准，为中医药临床疗效评价奠定基础。本课题组探讨了混合方法研究模式下证候诊断标准制定的思路与方法，利用该方法制定并发布了中华中医药学会团体标准《肾阳虚证诊断标准》。林雪娟认为中医药临床疗效评价的参数体系应涵盖宏观、中观、微观三方面，参数整体合参，才能为临床疗效评价提供可靠的依据。

相信随着互联网、人工智能等技术的不断完善，在大数据的时代背景下，以高新技术为支撑，从中医学整体观、辨证施治、个体化治疗的特点出发，随着越来越多体现中医学"从临床中来，到临床中去"的真实世界研究的开展，将为创新中医临床疗效评价方法提供更多新的思路。

参考文献

[1] 王家良.临床流行病学：临床科研设计、测量与评价［M］.4 版.上海：上海科学技术出版社，1990.

[2] 陈可冀，钱振准，张问渠，等.精制冠心片对冠心病心绞痛双盲法治疗 112 例疗效分析［J］.中华心血管病杂志，1982，10（2）：85.

[3] 刘建平，王泓午.循证医学［M］.北京：中国中医药出版社，2017.

[4] 张俊华，李幼平，张伯礼.循证中医药学：理论与实践［J］.中国中药杂志，2018，43（1）：1-7.

[5] 李幼平，李静，孙鑫，等.循证医学在中国的起源与发展：献给中国循证医学 20 周年［J］.中国循证医学杂志，2016，16（1）：2.

[6] 李幼平，刘鸣.循证医学与中医药现代化［J］.中国中医药信息杂志，1999，6（12）：14.

[7] 王永炎，刘保延，谢雁鸣.应用循证医学方法构建中医临床评价体系［J］.中国中医基础医学杂志，2003，9（3）：17.

[8] 陈可冀，宋军.循证医学的提出对中西医结合的启发［J］.中国中西医结

合杂志，1999，19（11）：643.

［9］赖世隆，胡镜清，郭新峰.循证医学与中医药临床研究［J］.广州中医药大学学报，2000，17（1）：1.

［10］张伯礼.中药新药临床再评价——采用循证医学方法进行Ⅳ期临床研究［J］.中国中医药信息杂志，2000，7（1）：72.

［11］张伯礼.辨证论治与循证医学［J］.中国循证医学杂志，2002，2（1）：1.

［12］刘保延.循证医学与中医药现代化［J］.中国循证医学杂志，2001，1（1）：3.

［13］史楠楠，王思成，韩学杰，等.证据分级体系的演进及其对中医临床实践指南的启示［J］.北京中医药大学学报，2011（2）：87-94.

［14］刘建平.传统医学证据体的构成及证据分级的建议［J］.中国中西医结合杂志，2007（12）：1061-1065.

［15］张薇，李小娟，邓宏勇.中医临床证据分级和推荐体系发展现状［J］.中国中医药信息杂志，2020（5）：133-136.

［16］Shang H，Zhang J，Yao C，et al.Qi-shen-yi-qi dripping pills for the secondary prevention of myocardial infarction：a randomized clinical trial［J］. Evid Based Complement Altern Med，2013（2013）：738391.

［17］Li X，Zhang J，Huang J，et al. A multicenter，randomized，double-blind，parallel-group，placebo-controlled study of the effects of Qili Qiangxin capsules in patients with chronic heart failure［J］.J Am Coll Cardiol，2013，62（12）：1065.

［18］Wang C，Cao B，Liu Q，et al.Oseltamivir compared with the Chinese traditional therapy maxingshigan-yinqiaosan in the treatment of H1N1 influenza：a randomized trial［J］.Ann Intern Med，2011，155（4）：217.

［19］Liu Z，Yan S，Wu J，et al.Acupuncture for chronic severe functional constipation：a randomized trial［J］.Ann Intern Med，2016，165（11）：761.

[20] Liu Z, Liu Y, Xu H, et al.Effect of electroacupuncture on urinary leakage among women with stress urinary incontinence：a randomized clinical trial［J］. JAMA，2017，317（24）：2493.

[21] 雷翔，高春升，田逸群，等.基于实践经验对中药新药临床研究的思考［J］.中国新药杂志，2020（16）：1825-1828.

[22] 高洁，孔令博，刘斯，等.血必净注射液治疗脓毒症及多器官功能障碍综合征的前瞻性多中心临床研究［J］.中华危重病急救医学，2015，27（6）：465-470.

[23] 中医"三证三法"诊治新型冠状病毒肺炎专家意见［J］.中华危重病急救医学，2020（6）：641-645.

[24] 张洪春，赵丹，晁燕，等.从苏黄止咳胶囊的研发探讨中药新药选题思路［J］.中药新药与临床药理，2009（5）：485-487.

[25] 钟丽丹，郑颂华，吴泰相，等.SPIRIT 2013声明：定义临床研究方案的标准条目［J］.中国循证医学杂志，2013（12）：1501-1507.

[26] 郑颂华，卞兆祥，李幼平，等.CONSORT 系列—中医药临床研究报告中应清晰阐述试验设计理念［J］.中国循证医学杂志，2008（3）：152-154.

[27] 秦义.基于混合方法研究的肾阳虚证诊断标准的制定与评价［D］.北京：中国中医科学院，2020.

[28] 陈珏璇，段玉婷，卞兆祥，等.更好地报告干预措施：描述干预措施的模板和报告规范［J］.中国循证医学杂志，2020（12）：1439-1448.

[29] 唐旭东，卞立群，高蕊，等.中药临床试验安慰剂制作探讨［J］.中国中西医结合杂志，2009，29（7）：656-658.

[30] 林媚，唐旭东，王凤云.肠安Ⅰ号及低浓度试验药物对照安慰剂的试验药效学研究［J］.深圳中西医结合杂志，2009，19（5）：273-278.

[31] 王云飞，阮新民，吴焕林，等.大型双盲临床试验中药安慰剂制备方法及效果评价研究［J］.中药新药与临床药理，2011，22（3）：255-258.

［32］Brinkhaus B，Pach D，Lüdtke R，et al.Who controls the placebo Introducing a placebo quality checklist for pharmacological trials［J］.Contemp Clin Trials，2008，29（2）：149-156.

［33］孙明月，陆芳，赵阳，等.中药制剂银杏叶滴丸的安慰剂制备及模拟效果评价［J］.中草药，2019（20）：4884-4888.

［34］陆芳，唐健元，赵阳，等.中药新药临床试验中安慰剂模拟效果评价与思考［J］.中国循证医学杂志，2018（11）：1163-1168.

［35］林京.中医药 Meta 分析存在问题浅析［J］.临床医药文献电子杂志，2017（53）：10480-10481.

［36］国家药品监督管理局.证候类中药新药临床研究技术指导原则［EO/OL］.（2018-11-1）.https：//www.nmpa.gov.cn/xxgk/ggtg/qtggtg/ 20181106155701473.html.

［37］马彬.中医药临床研究方法与报告质量研究［D］.兰州：兰州大学，2013.

［38］中国科协发布 2019 重大科学问题和工程技术难题［J］.科技传播，2019，11（14）：10.

［39］刘保延.中医临床疗效评价研究的现状与展望［J］.中国科学基金，2010（5）：268-274.

［40］刘保延，何丽云，周雪忠，等.辨证论治临床疗效评价的新思路、新方法与新策略［J］.中医杂志，2020（2）：93-97.

［41］秦义，訾明杰，孙明月，等.混合方法研究模式下肾阳虚证诊断标准制定的思路与方法探讨［J］.中华中医药杂志，2020（2）：534-537.

［42］毕颖斐，毛静远，王贤良，等.中医药防治冠心病临床优势及有关疗效评价的思考［J］.中医杂志，2015，56（5）：437-440.

［43］林雪娟，朱龙，杨敏，等.中医药临床疗效评价参数及其分类［J］.中医杂志，2016（2）：91-95.

第五章
中药特色综合疗效评价指标的构建

第一节 "三要素"下评价指标的特征与筛选

有效性是药物存在和上市的基础，是批准药物上市的基本要求和必要条件。药物要获得上市批准，申报者需要通过科学的研究以证明药物的临床有效性，评价药物临床疗效的 2 个最关键的因素，一是需要进行充分的良好对照的临床试验，另一个是选择能够直接反映或预测患者临床受益的临床疗效终点指标。因此，临床试验疗效指标的选择在药物临床疗效研究中具有十分重要的作用。本节主要内容为，在疾病变化、证候特征、人体健康生命状态三要素的理论指导下，阐述中医药临床疗效评价指标的特征和研究现况。

一、确定疗效指标的考虑及要点

1. 疗效指标的概念和内涵

疗效指标是反映药物作用于受试者所表现出的有效性的主要观测与评价工具。可以是反映疾病变化的疾病临床终点如死亡、残疾、功能丧失、影响疾病进程的重要临床事件（如心肌梗死、骨折的发生），也可以是评价社会参与能力（残障）、生活能力（残疾）、临床症状和 / 或体征、心理状态等内容的相关量表或其他形式的定量、半定量或定性的指标，也可以是通过某些仪器和测量手段获得的某些客观数据或检查结果，主要包括病理生化等指标如病理检查结果、细菌培养、血脂、血压、CT 影像学资料等。临床试验方案和试验结果报告应说明疗效测量指标、观察收集方法以及评估受试者反应所采用的相关标准。

2. 疗效指标的分类

不同的疗效指标反映疾病临床结局变化的层面和重要性不同，其观察和测量的方法不同，疗效比较方法和统计分析方法不同，在药物有效性评价中的作用和地位也不同。因此，需要对临床有效性指标进行分类。疗效指标可以有多种分类方法。以下是与药物临床试验疗效指标选择密切相关的几种主要分类方法。

（1）主要疗效指标和次要疗效指标

在一个临床试验中，主要疗效指标又称为主要终点，是指能够反映主要临床试验目的、与临床终点结局最有关、最可信证据的疗效指标。是能确切反映药物有效性的指标。在确证性临床试验中，反映药物有效性的主要疗效指标一般应该是该目标适应证同一研究目的下的临床终点结局指标或公认的替代指标。主要指标应根据试验目的选择易于量化、客观性强、重复性高，并在相关研究领域已有公认标准的指标。

在一个临床试验中，次要疗效指标又称为次要终点，次要指标是与次要研究目的相关的效应指标，或与主要研究目的相关的支持性指标。在试验方案中，对次要指标也需明确定义，并对这些指标在解释试验结果时的作用以及相对重要性加以说明。一个临床试验中，可以设计多个次要指标，但不宜过多，足以达到试验目的即可。有时，还可以根据对临床试验评价的重要性分为重要的次要疗效指标和一般的次要疗效指标。探索性试验也可以使用与主要疗效终点指标高度相关的次要疗效指标为主探索药物的有效性和量效关系。

（2）复合指标和全局性指标

复合疗效终点是指当难以确定单一的主要指标时，可按预先确定的计算方法，将多个指标组合构成一个复合指标。临床上采用的量表（如神经、精神类、生存质量量表等）就是一种复合指标。将多个指标组合成单一复合指标的方法需在试验方案中详细说明。当一个药物的益处是多方面时，选择复合的终点指标是合适的。重要的是构成复合终点指标的多个单一指标应具有关联性且一般具有相同的临床重要性。

全局评价指标是将客观指标和研究者对受试者疗效的总印象有机结合的综合指标。它通常是等级指标，其判断等级的依据和理由应在临床试验方案中明确。全局评价指标可以评价某个治疗的总体有效性或安全性，带有一定的主观成分，因此，其中的客观指标常被作为重要的指标进行单独分析。如精神疾病中常用的临床总体印象量表（GGI，包括 GGI–S 和 GGI–I）等。

3. 疗效指标观测方法

同一观测指标，不同的评价要求，其观测的方法可能不同。在药物临床试验疗效指标的制定中，应该明确制定疗效指标观测的环境、时间、地点、次数、观测的时间窗、观测时间间隔、观测值的记录和收集要求、观测质量控制和规定。如对死亡率的评价，可以观测和比较某时点尚存人数的比例，也可以观测在某规定的时间段内的生存时间的总的分布。复发事件作为疗效指标，可以是简单的二分类指标（任何指定时间段内的复发），也可以是第一次复发的时间、复发率（在观察的时间单位内的复发数）等，这些观测方法需要在确定主要疗效指标的同时一并确定下来。

4. 疗效指标评价方法

药物的临床有效性通过疗效观测指标来记录，疗效评价可以是某一疗效观测指标的直接测量结果，更多的是在直接测量结果基础上转化而来的特定的评价方法来评价，同一疗效观测指标，可以转化出多种疗效评价方法。例如糖尿病周围神经病的疗效评定，神经功能评价（神经病变症状加体征）是其目前常用的主要终点指标，通常选择一个或多个指标或量表联合评价。比如 α – 硫辛酸的原研药物奥利宝在欧洲进行的 ALADIN 系列及 SYDNEY 试验主要终点指标更多采用的是总症状评分（total symptom score，TSS），乙酰左卡尼汀在国内进行一项双盲双模拟临床试验主要终点指标是神经功能障碍评分（neuropathy disability score，NDS）、严重程度评分（number severity change，NSC）、NDS+NSC 的总分。虽然各个量表均能反映神经功能情况，但不同量表所评价的疗效特色有所不同，因此应根据不同的临床假说，确定药物有效性评价的最佳指标。

5. 疗效指标的特点及其选择原则

根据试验目的，药物临床试验可以分为探索性试验和确证性试验。其中，药物的疗效确证性临床试验把确定治疗获益作为临床试验的首要目的。疗效确证性临床试验是为了进一步确证探索性临床试验所得到有关研究药物有效的初步证据，其目的在于为获得上市许可提供足够的证据或为指导临床诊疗提供高级别的证据。不同的临床试验对疗效指标选择的要求不同。其中，探索性试验可以有多种不同目的的探索，其试验研究方法和疗效指标的选择也可以根据试验目的的不同而灵活选择。

（1）主要疗效指标选择的原则

药物临床试验中的疗效指标，特别是主要疗效指标的选择不是随意的，而是具有严格的要求和规定，主要疗效指标的选择原则一般包括以下几个方面：①主要疗效指标不能随意确定，应该与药物拟定的目标适应证、临床试验目的和药物临床定位相一致；②主要疗效指标应该能够评价出有临床意义（价值）的患者获益或合理地预测其临床获益，其临床结局的获益应在生物学和 / 或临床上具有重要性，能够比较出组间有临床意义的显著性差异；③主要疗效指标不宜太多，通常只有一个，但有些适应证应选择多个不同维度、相关性较低的主要疗效指标；④主要疗效指标应具有较好的信度、效度和反应度并被广泛采用、容易理解和接受等；⑤主要疗效指标符合统计学的要求，对试验目的的假设检验有足够把握度；⑥主要疗效指标应该符合当前国内外相应适应证领域和试验目的的共识，应选择相关研究领域已有的公认的准则和标准，建议使用在早期的研究中或在已发表的文献中报道的已累积有实践经验的可信且有效的疗效指标。所选的主要疗效指标要有充分的证据说明其能够根据入选标准和排除标准规定的总体患者，高效且可信地反映主要的临床疗效。

（2）选择主要疗效指标时需要考虑的问题

由于主要疗效指标在药物临床试验疗效评价中的重要性，在进行临床主要疗效指标选择时，除了需要遵照疗效指标的选择原则外，还需要考虑到以下问题：①选定的主要疗效指标是否能测量有意义的临床益处或者预测的临床益处是否合理；②选定的主要疗效指标在其他同类适应证国内外相关新药临床试验指导原则中有无明确规定和要求；③选定的主要疗效指标在其他类似适应证及研究目的的临床试验中是否已使用，在那些临床试验中是否发现以及发现了哪些问题；④以现有的共识性临床主要疗效指标进行临床试验是否难度较大；⑤如果有临床疗效终点咨询委员会，其是否有更好的疗效终点的建议；⑥其他临床疗效指标是否能更好地测量临床益处；⑦如果存在可行的替代治疗指标，是否可以使用，替代指标存在哪些风险；⑧有效性评价是否需要1个以上的主要疗效指标，如果需要，是使用复合终点指标、还是联合终点，还是其他的方式更合适；⑨主要疗效指标，特别作为主要疗效指标的替代指标可能随着医学认识发展和科学技术的进步会有变化，如肿瘤药物临床试验终点早期多使用客观缓解率（ORR）为替代指标，现在更多的直接使用总生存时间的终点指标。另外，随着科技的发展，过去从技术上难于实施的检测指标，随着医疗级的可穿戴设备的广泛使用，新的更好的替代指标会逐渐代替原有的替代指标，如连续血糖检测将来有可能替代现在的糖化血红蛋白作为新的替代疗效指标。

（3）多个主要疗效指标情况

临床试验中，虽然通常指1个主要疗效指标，但有时也需要选择多个主要疗效指标。在选择多个主要疗效指标时，临床试验设计中需要根据适应证特点预先确定好临床试验结果分析的方法。一般有以下几种情况：

1）任何一个主要疗效指标有效

根据药物适应证的特点，在某些适应证的药物有效性评价时，需要设计2个或多个主要临床疗效指标（如1个为A、1个为B，或更多），但可以在临床试验设计时预先规定，临床试验结果只要显示对其中一个有效即可确定药物的有效性（结果可以是A有效性，或者是B有效性，或者A和B两个都有效）。但如果是其中的一个为阳性结果，则需要适当地调整其（统计学的）把握度。并注意这一规定应该是预先在临床试验设计方案和统计计划书中确定的，而不能在临床试验期间或结果出来后再确定，并且临床试验和统计的评价者应注意多个主要疗效终点在专业上使用的必要性和合理性。

2）复合主要疗效指标

当一个药物的疗效获益是多个方面时，根据适应证特点，使用多个单一指标组成的复合指标作为主要疗效指标。当具有多个重要的临床结局以及其个别重要终点指标发生率很低时，最好的办法是使用几个重要的临床结局指标和/或重要的终点指标组成的复合指标作为主要疗效指标，而不是把其中一个指标作为主要疗效指标。如将多个事件（例如死亡、住院、心肌梗死）结合为一个复合主要疗效指标。例如，由于在接受经皮冠状动脉介入治疗的患者中死亡率不高，所以，评估抗血小板药物对该类人群生存率的影响可能需要非常大样本的临床试验。因此，临床试验可以使用死亡加心脏病发作再加上需要重新手术3个指标发生率的复合作为主要疗效指标。

在一般情况下，复合疗效指标中的各个指标在临床意义（临床价值）上应具有可比性。如把死亡及心绞痛发作放在一起作为复合终点则不合适。另外，如果复合疗效的各个单一终点指标在发生率上存在巨大差异，则不宜放在一起组成复合疗效指标，因为在这种情况下，所观察到的疗效可能主要是因为最常见的单一终点指标的疗效而不是复合终点指标的疗效。需要说明的是，与其他重要的临床事件和病情，如再住院率、重要疾病发生率、终末期肾衰竭等比较，虽然死亡明显重于其他临床重要终点事件，死亡率较低，但由于死亡率的临床重要性，在以生存状态等重要临床事件为主要疗效指标临床试验中，一般把死亡率纳入复合疗效指标中。另一个需要注意的问题是，复合疗效指标中各个疗效指标应该是药物效应同一个影响方向（均为正向疗效），而不能是相反的作用方向（不良反应等）。如在使用阿司匹林预防缺血性卒中的临床试验中，不能把临床试验中脑梗死的发生率和引起脑出血的发生率作为复合疗效指标中的单一指标来合并使用。临床疗效指标通常不使用结果从最好到最差排序的排名分析（例如，完全康复、残疾、死亡），因为其意义很难解释或断定。另一个需要注意的问题是，复合疗效指标中各个疗效指标应该是药物效应同一个影响方向（均为正向疗效），而不能是相反的作用方向（不良反应等）。如在使用阿司匹林预防缺血性卒中的临床试验中，不能把临床试验中脑梗死的发生率和引起脑出血的发生率作为复合疗效指标中的单一指标来合并使用。

3）全局性指标

以全局评价指标为主要疗效指标时，应该在临床试验方案设计时考虑该全局评价指标与主要试验目的临床相关性、信度和效度、等级评价标准和单项缺失时的估计方法。不建议将"综合疗效和安全性"的全局评价指标作为临床试验的主要疗效指标，因为这样会掩盖药物之间在疗效和安全性方面的重要差异，从而导致决策失误。研究者在用全局性指标进行疗效评价时，应对其中的客观指标加以考虑，这些客观指标应作为附加主要疗效指标，或至少应该是重要的次要疗效指标加以考虑。全局指标评价的作用是综合了受益与风险，并反映了治疗医生在决定用药时权衡了药物的风险与受益的决策过程。因此，使用全局性指标评价药物的有效性时，可能会出现对具有不同受益和风险作用的 2 种药物判断为相同的临床受益。例如，一个疗效较高但不良反应较多，另一个疗效较差但不良反应也较少的药物可能判断出相近的临床受益。因而，一般不主张用全局评价指标作为主要疗效指标。如果使用全局性指标作为主要疗效指标，则需要对其特定的有效性和安全性指标单独作为附加主要疗效指标进行分析。

现阶段的中医药的疗效评价方法主要是病证结合模式下的中医药有效性评价，包括疾病有效性评价和中医证候的评价。在中医药临床试验设计中，疾病有效性评价的主要疗效指标多采用疾病综合疗效，或者完全的西医指标体系；中医证候评价多采用传统的中医"证"疗效，症状半定量化方法以及引申出的尼莫地平法等。疾病综合疗效指标和中医证候评价指标等属于复合指标，其科学性、公认性应经过严格论证。在注重医学证据的今天，让国际同行认可中医中药的疗效，并不是简单的"形而上学"，而是要提供科学而简易的手段，使中医辨证诊断和疗效评价规范化、定量化。疗效指标是临床试验设计中的重要内容，特别是用于药物临床有效性评价的主要疗效指标选择有很多的原则和要求。不同的临床试验目的，临床试验的主要疗效指标不同。不同类型的疗效指标在临床评价时有不同的要求和需要注意的问题，需要我们在临床试验疗效指标的选择和使用时充分重视。同时针对同一种疾病疗效评价应根据其药物特点及科学假设，在对疾病（病）、症状（症）、健康状况（人）三方面综合评价的基础上有所侧重。本文以疾病疗效为核心的评价指标集研究、以证候疗效为核心的评价指标集研究、以患者整体受益为核心的评价指标集研究三方面概述"三要素"下评价指标的特征与筛选原则。

二、以疾病疗效为核心的评价指标集研究

临床结局指标是指能够反映患者的感觉、功能变化的特征性指标以及与生存状态相关的疾病临床终点如死亡、残疾、功能丧失和某些重要的临床事件（如脑卒中、骨折发生）等指标。临床结局指标能直接评价药物真实的效应，如症状缓解率、疾病病死率，或严重临床事件发生率等。但由于其中的疾病临床终点指标的评价往往需要的时间长、样本量大、研究成本高，有时还存在伦理学风险，导致疾病临床终点指标观测存在困难或不合理。因此，临床试验常以易于观察和测量的疗效指标以替代临床结局指标评价药物的有效性。

替代指标是在直接评价临床获益不可行时，用于间接反映临床获益的观察指标。替代指标是指能够替代临床结局指标、反映和预测临床结局指标变化的指标。替代指标应该是根据流行病学、治疗

学、病理生理学或其他科学的证据，能够合理预测临床受益或者对临床结局指标存在疗效的指标。例如降压药物的临床获益，常被认为是降低或延迟"终点事件"（心脑血管事件）的发生，但若要评价"终点事件"发生率，需要长时间的观察。在实际降压药的临床试验中，多采用替代指标"血压降低值/血压达标"来评价药物的疗效，因为临床研究和流行病学业已证实：将"血压"控制在正常范围内，可以降低"终点事件"的发生。

1. 疾病临床终点指标

疾病临床终点指标一般是指反映患者生存状态等特征的指标，如死亡、总生存时间、某些重要的临床事件（如终末期肾功能不全、脑卒中、急性心肌梗死、骨折）等发生。由于疾病的临床终点对患者影响最大，因此，又称为临床疗效的硬终点。如果药物对该类疗效指标有效，往往说明药物有效性临床价值较大。因此，2016年《国家重点支持的高新技术领域》（生物与新药医药）目录，其中创新药物研发技术中提出，要求能显著改善某一疾病临床终点指标的新中药复方研发。但由于该类疗效指标发生率低，多数药物疗效评价需要的临床试验时间长、样本量大、研究成本高。有时还不符合医学伦理，造成临床疗效终点指标观测不合理、不可能。因此，在选择该类疾病临床终点指标时需要充分重视其临床试验的难度。例如，治疗轻度慢性心力衰竭最主要的目的是降低死亡率，提高生存率，但要证明药物的有效性，可能需要病例数巨大、临床试验时间非常长的大型试验才能完成。而该类新药的临床试验有时可能因为难度太大而不切实际。此时，可以选择死亡、慢性心力衰竭急性发作住院率等多项指标组成的复合指标作为主要疗效指标来评价较为合理。对于慢性肾功能不全者可以使用首次发生终末期肾衰（ESKD）、血清肌酐加倍以及肾性死亡或心血管性死亡等复合终点作为主要疗效终点，以减轻临床试验的难度，但也需要注意其复合指标选择的合理性。

2. 替代指标

如上所述，在临床试验中，由于临床结局指标，特别是疾病临床终点指标如总死亡率等作为临床试验主要疗效指标评价时，临床试验难度较大。因此，为了降低临床试验难度，往往选择在其他临床试验中已建立的替代终点作为主要疗效指标进行临床试验。比如血压、低密度脂蛋白胆固醇和糖化血红蛋白等。

一个疗效指标能否成为临床获益的替代指标，需要考察：①指标与临床获益的关联性和生物学合理性；②在流行病学研究中该指标对临床结局的预测价值；③临床试验的证据显示药物对该指标的影响程度与药物对临床结局的影响程度一致。而这些证据的取得往往需要长期大样本的医学研究和发现而逐步取得的。如血压或血清胆固醇降低至正常范围一致被接受作为临床益处的证据。已有明确的证据表明，自 20 世纪 60 年代末和 70 年代初以来，使用各种药物降压能够降低中风发生率，能够降低心血管死亡率。因此，临床干预数据支持控制血压升高与减少中风发生率和心血管死亡率关系的流行病学证据。再如，尽管流行病学和病理生理学证据强烈支持，直到 20 世纪 90 年代，当一些他汀类药物的长期的、大样本临床试验清楚地表明其在降低低密度脂蛋白胆固醇的同时，可以提高生存率以及降低急性心肌梗死发生率时，降低低密度脂蛋白胆固醇的临床获益才被接受。

其中，最常见的替代指标多体现在生物学维度指标，该类指标包括实验室理化检测和体征发现，诸如血脂、血糖、血压等。用于疗效评价的生物学指标要能完全反映干预所引起的主要结局指标的变化，并在主要结局指标不可行（时间、财力等）的情况下对其进行替代的评价指标，这些生物学指标只有在被证实与重要临床结局具有相关性，并确定是由于治疗干预所带来的结果时，其作为疗效判定指标才有意义。生物学指标是现代医学判断人体健康与疾病的一个重要指标，也是很多西药临床疗效评价的指标，也是目前中医药临床疗效评价的指标。但单一的生物学指标的评价不足以反映中医药的临床疗效，也不符合中医药的作用特点。纳入疾病相关的生物学指标，进行生物学指标维度的综合评价更符合中医药的特点，可反映中医药对人体生物学指标的整体改善情况。

三、以证候疗效为核心的评价指标集研究

《中药新药临床研究一般原则（2015）》强调中药临床试验应以中药的临床价值为思路目标，中药的临床价值须通过合理的临床定位与方案设计表现出来，而临床定位很大程度上取决于具有中医特色的"证"。目前多数中药临床试验的模式为病证结合，随着医学的发展，西医病种的诊断标准、疗效评价指标在不断更新，而很多中药临床试验关于证候疗效指标的参考依据依然是 2002 年版《中药新药临床研究指导原则》，这显然已经不能满足日益提升的临床研究水平。因此，在选择证候类中药新药临床研究的疗效指标时，应根据证候类中药临床定位和临床试验模式选择合理的疗效评价指标。

2018 年，国家药监局发布了《证候类中药新药临床研究技术指导原则》（以下简称《指导原则》），为证候类中药新药临床试验的开展和有效性、安全性评价提供了指导。该《指导原则》指出，有效性评价应采用科学公认的中医证候疗效评价标准，根据研究目的确定主要疗效指标和次要疗效指标，重视证候疗效的临床价值评估。该《指导原则》将疗效评价指标分为五大类：一类是以改善目

标症状或体征为目的的研究，应以目标症状或体征消失率/复常率，或临床控制率为疗效评价指标，同时注意观察目标症状或体征痊愈时间和/或起效时间；二是患者报告结局指标，将患者"自评"与医生"他评"相结合；三是采用能够反映证候疗效的客观应答指标，包括现代医学中的理化指标、生物标志物等；四是采用公认具有普适性或特异性的生存质量或生活能力、适应能力等量表，或采用基于科学原则所开发的中医证候疗效评价工具进行疗效评价；五是采用反映疾病的结局指标或替代指标进行疗效评价。无论采用哪一类疗效评价指标，均应当考虑所选评价指标是否与研究目的相一致，评价标准是否公认、科学合理，并重视证候疗效的临床价值评估。

1. 制定中医证候的评价量表

量表是证候具体化的重要途径，其设计也需要完善。首先，每一条症状指标都要经过临床反复推敲，去除不重要的指标。其次，量表的评分标准主观性较强，故在使用前应通过测试其信度、效度、反应度，尽可能避免人为因素的影响。最后，需设定合理的尺度系数及每一个条目的权重，部分临床症状和体征指标可以借鉴视觉模拟评分法（visual analogue scale，VAS），从而使数据更加接近真实的临床表现，或适当加强主症的权重，必要时将主症和次症分开评价。经过灵敏度、特异度验证的中医证候评价量表可以使用在临床试验中。如没有公认的中医证候的评价量表，可根据适应证预先设定具有临床价值的界值，采用减分率按二分类资料进行统计比较。

2. 反映证候疗效的客观应答指标

系统生物学的飞速发展为中医客观化研究建起了更为宽广的技术平台，系统生物学通过采用基因组学、转录组学、蛋白质组学、代谢组学等研究方法，结合信息挖掘分析技术，从多个层面不同角度进行研究探索，体现了整合的思想以及可预测、个体化的新医学诊疗目的，其内涵与中医学整体观、治未病、辨证论治和方剂配伍等理论具有相通之处。

在筛选证候特征性生物标志物的方法上，生物网络分析方法是揭示证候内涵并提取临床评价量化指标的有效手段之一，通过对生物网络拓扑结构分析，可以客观、准确地找出具有特定生物功能的，在网络构成中起关键作用的节点用于证候客观标志物的筛选。例如，在耐多药肺结核病中医证候血清蛋白标志物的研究中，利用蛋白质组学技术发现不同证候间有多个蛋白质的表达水平差异较大，对差异蛋白进行生物信息学分析，显示其参与免疫过程、代谢过程及补体和凝血途径较多，为耐多药肺结核病中医证候提供了生物学依据。在对慢性浅表性胃炎和慢性萎缩性胃炎寒证、热证患者的代谢 – 免疫网络进行研究发现，其中寒证患者表现出较低水平的能量代谢，而热证患者存在过激的免疫应答，通过对网络关键节点的提取，验证得到瘦素是寒证的特异性标志物，CCL2/MCP1 是热证的标志物。

3. 权衡主次要疗效指标

"以证统病"模式建议主要疗效指标为证候疗效，次要疗效指标为疾病疗效，其他疗效指标可选择临床症状与体征改善、生活质量提高、理化指标改善等。中医病证结合模式建议主要疗效指标为中医疾病疗效，次要疗效指标为证候疗效，其他疗效指标可选择临床症状与体征改善、生活质量提高、理化指标改善等。单纯"中医证候"模式建议主要疗效指标为证候疗效，次要疗效指标可选择主症疗效、其他临床症状与体征改善、生活质量提高、理化指标改善等。如果以改善证候的特定症状或体征为治疗目的，应选用目标症状或体征作为主要疗效指标，次要疗效指标可选择证候疗效、其他症状与体征改善、生活质量提高、理化指标改善等。

四、以患者整体受益为核心的评价指标集研究

患者报告的结局（PRO）是药物临床试验评价的重要工具。如果使用 PRO 工具作为临床试验主要疗效指标，应该特别注意主要疗效指标与临床试验目的的一致性。临床试验拟定的患者临床获益的评价是否只能通过 PRO 才能较为准确地反映。或者 PRO 更优于其他的评价工具（如医生评价工具、看护者评价工具等）。PRO 工具多是作为评价患者感觉性症状或功能能力情况，如疼痛、瘙痒、失眠、勃起功能质量量表（QEQ）等。PRO 工具也可用于评估检查其他可能的治疗结果（即对日常生活或心理状态活动的影响）。但作为临床评价指标，特别是主要疗效评价指标时，PRO 工具需要符合 FDA 发布的《患者报告的结局指标：药品开发中用于支持标签声明》描述的用于临床试验中主要疗效终点的 PRO 工具的要求和条件。特别是信度、效度、反应度和效应标准定义的规定等。如果使用国外引进的 PRO 工具，应该注意其在我国人群中使用的文化和民族适应性。PRO 及其他量表类指标，一般不宜将该类定量指标简单地转化为多分类等级指标。因为这种转化缺乏足够科学性的基础；更不能事后随意划分截断点（如计算痊愈率、愈显率、有效率、总有效率等）进行组间比较，以免导致 I 类错误率无法控制。

近年来，中医临床研究领域在逐步开始运用量表学方法。使用具有中医特色量表来评测中医辨证、评价中药临床疗效，为中医药临床研究的标准化和客观化提供了思路和方法，在一定程度上促进了中医药现代化的进程。中医特色评价量表是以研究目的和目标人群为研制基础，以中医理论为指导，构建以疾病、证候为维度的

量表，也有部分量表是在吸纳了许多生活质量量表、患者报告结局量表、医生报告结局量表等公认评价指标的基础上，加入中医证候和量化的四诊条目。以冠心病中医临床疗效评价量表为例，目前已研制出且正在应用的量表有 8 个，分别为冠心病稳定型心绞痛（痰瘀互结证）疗效评价证候计分表（TCMsys）、冠心病稳定型心绞痛（痰瘀互结证）自评量表（CHD-SF）、冠心病心绞痛血瘀证疗效评价量表（CHD-XY）、冠心病心绞痛中医证候疗效评价量表（CHD-TCM）、冠心病心绞痛患者报告临床结局疗效评价量表（CHD-PRO）、中医特色冠心病生存质量量表（CAD-QOL）、冠心病心绞痛（气虚血瘀证）症状疗效评分量表（CHD-QX）、冠心病中西医结合生存质量量表（CHD-QOL）。对这些量表进行性能测量和方法学质量评价后发现，大部分量表都有理论框架构建、条目形成以及条目筛选方法的详细描述，能够充分反映冠心病中医临床疗效评价的特点，但量表研究的方法学质量有待提升，其有效度和可信度仍需进一步验证。

　　虽然中医量表的应用和研制过程还存在诸多问题，但它代表着一种新的思路和方法，在越来越多的学者不断地努力下，量表作为测评工具将逐渐被中医专家认可并推广使用，对中医药的合理评价起到积极推动作用。中医临床研究者通过不断学习量表研制的经验方法，遵循量表研制的规范化步骤，结合中医理论特点，研制出具有中医特色的量表及其研究成果就可能被接受和认可。构建具有中医特色的量表体系，运用于中药新药临床试验，判断证候和验证中医药的疗效，使中医药临床试验具有可操作性，结果具有可重复性。

　　另外，鼓励研制能体现中医健康认知的普适性量表。如中医自身的理论体系有对健康的基本认识，健康是"身体、生理和心理所处的一种完全良好的状态"，是在各种自然、社会和人文因素影响下，人的生理、心理、社会适应性的和谐状态。"形神合一"是生理健康与精神心理健康的统一。精气神是以形气神为基础提出的，形指整个有形的机体，精指有形机体中的精华部分，精气神的生理主要表现在两个方面。首先，精气神主人体生命活动，是人存亡及生命活动的根本。如《类经·运气类》曰："人生之本，精与气耳，精能生气，气亦生精，气聚精盈则神王，气散精衰则神去。"其次，精气神主人体正气强弱，保持精气神活动的正常状态，可以维持脏腑气血功能的正常运行和阴阳的平衡，是"正气存内"的一个重要内在条件。如《类经·摄生类》认为："善养生者，必保其精，精赢则气盛，气盛则神全，神全则身健，身健则病少，神气坚强，老而益壮"。精气神三者的功能体现在人一生的"生长壮老已"过程中，表现为生命体的生长、发育、盛壮、衰老、死亡。此精气神功能的丧失，会导致人体各种机能活动停止，可以说精气神三者存则生，灭则亡。强调"精气神"是人体生命及健康的关键。因此要将精气神与健康状态有机联系起来。精气神是对人体生命本原及发展变化的一种认识，精为形体之本，是生命之原；气为生命活动的推动力和调控力；神为生命的主宰。

精气神三者可相互转化，相互补充，相互依赖，精气是神的物质基础，神是精气功能活动的外在表现，同时又是精气神三者的主宰。精气神是一个整体，三者不可分割，积精能全神，伤精则伤神；精为气之母，精失易致气散不固，精气伤则神无生化供给之源；神为精气之主宰，失神则人体失去生机。精气神融合为一，在人体的生命活动中起着不可或缺的作用。从精气神三个维度综合评价人体的健康状态符合中医的健康认知，反映中医干预的疗效特色。人体之精与健康密切相关，不仅为人体健康提供物质基础，而且可为人体健康提供保障。中医精气神理论是"形神一体观"的发展与延伸，构建中医健康状态精气神的辨识理论框架，有利于指导中医健康管理的建立，促进和预防亚健康状态的产生，预防疾病或进行早期治疗服务，做到"治未病""养生防病"，以提高人民的生活质量。

　　总之，正确构建以临床问题为起点，以研究假说为导向的病、证、人三位一体的中医临床疗效评价指标集，重视疾病疗效、证候疗效及患者受益，综合疾病疗效指标、中医证候疗效指标及生存质量、精神心理等多方面评价，共同建立符合中医药特色的评价体系，方能为临床应用提供最佳决策。

第二节　评价模型与评价方法的建立

目前，可用于中医药临床疗效评价的方法有很多，如何从众多方法中选择适合中医药疗效评价的技术，建立符合中医药自身特色且能为国内外同行所认可和接受的评价方法和评价体系，一直以来是困扰中药临床研究的问题。

中医药理论特质和临床治疗特色决定了中医药临床疗效评价是一项复杂的系统工程，"整体观念"和"辨证论治"是中医药学的两大基本特点，中医药临床疗效的产生包括人文关怀的心理效应，药物多组分多靶点方剂效应、针刺和艾灸效应等多重效应的独立表达或综合体现。同时药物临床疗效的体现也是多系统、多层次、多方面的，有的疗法只能暂时缓解病情或改善证候，却没有远期效果；有的疗法暂时不能缓解病情，却有远期效果；有的疗法是两者均有或两者均无。所以评估中医药的临床疗效应考虑到全面化、客观化。

疗效评价方法不仅限于单指标分析或多指标简单叠加后的分析，对于结构复杂又相互关联的疗效评价指标，应在考虑内部各要素对总体的影响。在进行中医药临床疗效评价时，也应选择能够体现中医自身治疗特色与疗效优势，且具有代表性、可靠性、可量化的疗效评价方法和评价标准。

一、整体观指导下体现综合受益的模型建立方法与案例分析

中医药治疗能够从多靶点、多途径和多通道发挥作用，疾病临

床结局也具有多维属性，单指标的评价仅仅能够反映评价对象在某一特定方面的疗效或机制，无法从整体、全局上对研究进行评价，当多维结局指标结果不一甚至相反时，无法得出确切结论。综合评价与单指标的评价相互结合、相互补充，可以获得更为客观的评价结论。

　　为了评价中药综合干预的疗效，体现患者的综合受益，突破中药疗效评价中根据单一疗效评价指标所产生的独立性假定和主观赋权的局限，达到综合评价中药新药疗效的目的，需探索一种解决综合疗效变量构建问题的方法。偏最小二乘－二阶因子模型是一种适用于中药疗效评价的综合评价分析方法，该方法基于真实数据客观赋权，兼顾变量结构特征，能够建立一个有层次性和结构性的综合评价模型及其综合评分，突破常规疗效评价中根据单一指标评价中药疗效的局限，是一种符合中医临床特色的综合评价方法。

（一）综合评价模型建立方法

1. 资料来源

（1）指标选择

　　将临床试验的疗效指标按照含义分为西医指标与中医指标两部分，西医指标一般为临床公认的可测量的主观或客观指标，例如生命体征测量值、各类检验检查测量值、各种量表得分等，中医指标一般为反映中医证候或症状程度的主观指标，例如躯体或心理症状的严重程度、体征表现等。疗效指标应能够合理反映出药物疗效，以及应尽可能简洁，使结果清晰便于理解，提高研究效率。

　　如下表（表5-1）所示，构建潜变量与指标的关系：

表 5–1　指标结构关系表

一级指标（一阶潜变量）	二级指标（二阶潜变量）	原指标
综合疗效得分（scores）	西医指标（wm）	西医类指标 Wm1
		西医类指标 Wm2
		西医类指标 Wm3
		西医类指标 Wm4
	中医指标（cm）	中医类指标 Cm1
		中医类指标 Cm2
		中医类指标 Cm3
		中医类指标 Cm4

（2）样本选取

数据的收集方式主要是通过医院的医疗信息系统（HIS）或临床试验研究病历中提取相关信息。所有需要进入分析的样本的集合称为数据集，数据集的定义范围根据临床研究方案中或统计分析计划中的相关信息确定。

2. 数据处理

将所有指标的结果含义转换为同一方向。例如，运动试验持续时间测量的是正向作用，时间越长越好；而心绞痛疼痛发作次数测量的是负向作用，时间越大情况越糟糕。由于两者的测量方向不一致，所以估计结果不是很好。考虑到综合评分一般是越高越好，因此对心绞痛疼痛发作次数进行反向取值处理（例如心绞痛疼痛发作次数的取值原本为 0、2、4、6，数值越大越糟糕；以"6– 原始分数 = 转化后分数"进行处理，即原本为 0 的值变成 6，此时数值越大越好）。

3. 统计学方法

（1）模型拟合和评价

1）参数估计结果以及显著性检验

使用偏最小二乘的方法估计一阶潜变量与二阶潜变量的权重系数，采用重抽样方法用来获取参数估计的可靠性信息。利用 bootstrap 进行 100 次计算，构置 95% 置信区间，发现一阶潜变量与二阶潜变量权重皆介于 95% 置信区间且区间不包含 0，责任表示权重皆为显著。

2）模型评价指标

采用 GOF（goodness of fit，拟合优度）指标来检验模型的整体拟合优度，可以把 GOF 看作整个模型的平均预测的指标。从过去的研究显示，大于 0.7 的 GOF 值在 PLS–PM 模型中被认为是非常好的。

（2）利用模型计算基线水平和结局水平的综合疗效得分

利用步骤 4 拟合出的模型计算基线时每例受试者的综合疗效得分及结局时每例受试者的综合疗效得分。

（3）将综合疗效得分进行疗效比较分析

比较两组综合疗效得分的疗效差异是否有统计学意义，若差异有统计学意义，则说明试验药物与对照药物的疗效不同，再根据差异的大小评价试验药物的疗效是更好或更差。

（二）实例研究

1. 指标筛选

本次实例数据来自本课题组提供的两种治疗冠心病的药物的临床试验数据，样本量 n 为 160，变量包括运动试验持续时间（ECG）、心绞痛疼痛发作次数（CS1）、心绞痛疼痛持续时间

中医药临床疗效评价方法

（CS2）、心绞痛疼痛程度（CS3）和胸痛（QS1）、胸闷（QS2）、唇紫或暗（QS3）、心悸（QS4）。根据冠心病的试验方案：

（1）西医指标：运动试验持续时间（ECG）、心绞痛疼痛发作次数（CS1）、心绞痛疼痛持续时间（CS2）、心绞痛疼痛程度（CS3）。

（2）中医指标：胸痛（QS1）、胸闷（QS2）、唇紫或暗（QS3）、心悸（QS4）。

2. 数据处理

在分析时发现变量运动试验持续时间（ECG）测量的是正向作用，时间越长越好；而其余变量心绞痛疼痛发作次数、持续时间、程度、胸痛、胸闷、唇紫以及心悸测量的是负向作用，分值越大情况越糟糕。由于两者的测量方向不一致，所以估计结果不是很好。考虑到综合评分一般是越高越好，因此对心绞痛疼痛发作次数、持续时间、程度、胸痛、胸闷、唇紫以及心悸这些变量进行了反向取值处理（例如心绞痛疼痛发作次数的取值原本为0、2、4、6，数值越大越糟糕；以"6- 原始分数 = 转化后分数"进行处理，即原本为0的值变成6，此时数值越大越好）。

3. 构建模型

本次分析中变量结构如下表（表5-2）所示。

表5-2　变量及符号说明

一级指标 （一阶潜变量）	二级指标 （二阶潜变量）	原指标
综合疗效得分（scores）	西医指标（wm）	运动试验持续时间（ECG）
		心绞痛疼痛发作次数（CS1）
		心绞痛疼痛持续时间（CS2）
		心绞痛疼痛程度（CS3）

续表

一级指标 （一阶潜变量）	二级指标 （二阶潜变量）	原指标
	中医指标（cm）	胸痛（QS1）
		胸闷（QS2）
		唇紫或暗（QS3）
		心悸（QS4）

4. 综合疗效得分的基线分析

采用偏最小二乘 – 二阶因子模型计算基线水平的综合疗效得分，结果如下。

（1）参数估计结果以及显著性检验

发现一阶潜变量与二阶潜变量权重皆介于 95% 置信区间且区间不包含 0，因此表示权重皆为显著。结果见表 5-3 及表 5-4。

表 5-3　二阶潜变量与一阶潜变量之间权重

	权重	Boot 均值权重	标准误	95% 置信区间下界	95% 置信区间上界
scores –> wm	0.8816	0.8841	0.0163	0.8490	0.9141
scores –> cm	0.9155	0.9162	0.0140	0.8864	0.9404

表 5-4　一阶潜变量与原可测变量之间权重

	权重	Boot 均值权重	标准误	95% 置信区间下界	95% 置信区间上界
wm–ECG_V1	0.4946	0.4856	0.0825	0.3216	0.6324
wm–CS1_V1	0.7944	0.7987	0.0308	0.7425	0.8497

续表

	权重	Boot 均值权重	标准误	95% 置信区间下界	95% 置信区间上界
wm–CS2_V1	0.5181	0.5153	0.0788	0.3817	0.6522
wm–CS3_V1	0.8249	0.8254	0.0328	0.7479	0.8783
cm–QS1_V1	0.7190	0.7189	0.0442	0.6203	0.7913
cm–QS2_V1	0.8103	0.8078	0.0323	0.7495	0.8639
cm–QS3_V1	0.8194	0.8177	0.0318	0.7390	0.8625
cm–QS4_V1	0.5405	0.5364	0.1179	0.2782	0.7217

（2）模型评价指标

本研究的 GOF 值为 0.6014，可以解释为该模型的预测能力为 60.14%。此基线水平的模型整体拟合优度尚可。

（3）根据权重计算基线时每例受试者的综合疗效得分，对两组受试者的综合疗效得分进行差异性检验。每例受试者的综合疗效得分结果略，基线综合疗效得分的分布情况和检验结果见表 5–5。

表 5–5 基线得分分布表

组别	最小值	下四分位数	中位数	均值	上四分位数	最大值	标准差	W 值	p 值
A	1.805	20.715	26.734	34.755	39.670	93.828	22.630	3273.5	0.8033
B	3.883	19.230	27.249	33.432	42.058	99.456	21.404		
全部	1.805	19.862	27.048	34.094	42.672	99.456	21.966		

由于 A、B 两组得分中位数小于均值，数据为右偏分布。因此，在比较两组得分差异时使用两独立样本间的 wilcoxon 秩和检验。检验结果显示两组间得分差异不显著，p=0.8033，p>0.05。这与预期

结果一致，因为在基线水平两组间患者特征应该相似。

5. 综合疗效得分的结局分析

（1）参数估计结果及显著性检验（表 5-6，表 5-7）

表 5-6　二阶潜变量与一阶潜变量之间权重

	权重	Boot 均值权重	标准误	95% 置信区间下界	95% 置信区间上界
scores –> wm	0.9458	0.9469	0.0060	0.9375	0.9618
scores –> cm	0.9118	0.9121	0.0126	0.8876	0.9340

表 5-7　一阶潜变量与可测变量之间权重

	权重	Boot 均值权重	标准误	95% 置信区间下界	95% 置信区间上界
wm–ECG_V1	0.2363	0.2379	0.0870	0.0670	0.3882
wm–CS1_V1	0.9354	0.9359	0.0111	0.9144	0.9526
wm–CS2_V1	0.9086	0.9111	0.0191	0.8735	0.9439
wm–CS3_V1	0.9540	0.9542	0.0086	0.9363	0.9709
cm–QS1_V1	0.7248	0.7310	0.0301	0.6782	0.7813
cm–QS2_V1	0.7401	0.7386	0.0553	0.6288	0.8328
cm–QS3_V1	0.6878	0.6795	0.0718	0.5155	0.8002
cm–QS4_V1	0.7636	0.7607	0.0430	0.6714	0.8263

（2）模型评价指标

本研究的 GOF 值为 0.6927，可以解释为该模型的预测能力为 69.27%。模型整体拟合优度尚可。

（3）根据权重计算结局时每例受试者的综合疗效得分，对两组受试者的综合疗效得分进行差异性检验。每例受试者的综合疗效得分结果略，结局综合疗效得分的分布情况和检验结果见表5-8。

表 5-8　结局得分分布表

组别	最小值	下四分位数	中位数	均值	上四分位数	最大值	标准差	W 值	p 值
A	5.188	21.993	27.294	35.477	41.448	97.121	23.025	2921.5	0.3428
B	3.304	23.292	31.945	36.930	45.082	95.624	20.883		
全部	3.304	22.369	28.604	36.204	43.655	97.121	21.923		

　　由于 AB 两组得分中位数小于均值，数据为右偏分布。因此，在比较两组得分差异时使用两独立样本间的 wilcoxon 秩和检验。检验结果显示两组间得分差异不显著，p=0.3428，p>0.05。

6. 疗效分析

　　首先计算各组综合疗效得分在基线和结局水平前后得分的差值，进行配对检验，检验各组试验药物的疗效，再对两组的差值进行组间比较，比较两组疗效的差异是否有统计学意义，评价试验药物的疗效。疗效分析的结果见表5-9。

表 5-9　结局与基线得分差值分布表

组别	最小值	下四分位数	中位数	均值	上四分位数	最大值	标准差	配对检验统计量	p 值	组间检验统计量	组间检验 p 值
A	−20.267	−3.637	−0.504	0.722	5.12	54.327	10.083	1573	0.8235	2507	0.01812
B	−26.81	−1.555	4.252	3.498	9.045	38.554	9.896	904	0.0006		

　　由于得分差值不服从正态分布，且治疗前后得分不独立，因此采用配对秩和检验各组试验药物的疗效。检验结果显示，在 α =0.05 的水准下，A 组治疗前后得分差异不显著（p=0.8235），B

组治疗前后得分差异显著（p=0.0006），提示 B 药有效。

由于得分差值不服从正态分布，因此仍使用两独立样本的 wilcoxon 秩和检验来检验两组间差异。检验结果显示，在 α =0.05 的水准下，AB 两组的治疗前后得分差值之间差异显著，p=0.01812，p<0.05.

7. 统计分析结论

通过试验药物的治疗和临床观察，B 组治疗前后得分差异具有统计学意义（p<0.05），说明 B 组药物有疗效。AB 两组的治疗前后得分差值之间差异具有统计学意义（p<0.05），B 组的综合疗效得分（scores）的增加值大于 A 组，说明 B 组药物的综合疗效优于 A 组。

二、辨证论治指导下体现远期获益的模型建立方法与案例分析

纵向数据（longitudinal data）是指对同一受试单元在不同时间点上重复观测若干次，得到的由截面和时间序列融合在一起的数据集团。与横向数据（cross-sectional data）仅仅在某一时间点对受试单元做一次观测不同，纵向数据分析摆脱了横断面研究描述性统计的局限性。医学纵向数据具有时间序列性、时间间隔非均衡性、自相关性、变量类型复杂性等特点，为了准确评价不同药物的治疗效果，需要根据数据特点，对各项指标构建模型，以得到不同药物的疗效比较及疗效影响因素。

在临床试验中，当需要对多个治疗后的重复测量数据进行分析时，目前业内普遍运用协方差分析模型，该模型以基线值为协变量，以基线后的值或较基线的变化值为因变量，但由于同一个体在不同时间存在重复测量值，因此同一个体在不同观测点间具有内部相关性，若不能考察多个时间点的时间效应，会违背线性回归模型的独立性假设，增大犯 I 类错误的概率，降低估计结果的精确性和

中医药临床疗效评价方法

显著度。而纵向数据分析则不同，该方法将每个治疗后时间点的测量值以及基线测量值作为因变量，探究自变量、协变量、因变量三者随着时间变化的关系，其最大优点体现在该方法可以将横截断面数据和时间序列数据的优点结合在一起，较好地反映出个体间的差异、个体内的变化以及个体随时间变化的趋势。

常用的纵向数据建模方法包括重复测量方差分析、广义线性混合模型、广义估计模型、非线性混合效应模型等，根据反应变量类型及主要分析目的等方面确定统计分析策略。其中广义估计方程和广义线性混合模型主要用于分别连续、离散型变量，二者都考虑到了数据的内在相关性，并能较好地处理缺失值和非平衡数据。

（一）纵向数据模型建立方法

广义估计方程是 1986 年 Liang 和 Zeger 在广义线性模型和拟似然方法的基础上提出的一种分析纵向数据的方法，其侧重于分析因素对总体平均水平的影响。假设 y_{ij} 为第 i 个个体第 j 个观测值，X_{ij} 为相应自变量，广义估计方程的基本构成如下：

1. 响应变量与解释变量关系式：$E(y_{ij})=\mu_{ij}$，$g(\mu_{ij})=X'_{ij}\beta$，$g(\cdot)$ 为连接函数，该式通过连接函数建立了响应变量与解释变量的线性关系。

2. 响应变量的条件方差：$Var(y_{ij})=\varphi v(\mu_{ij})$，其中 φ 为尺度参数，$v(\cdot)$ 为已知的方差函数，该式建立了响应变量方差和均值的函数关系。

3. 个体重复观测间相关形式：实际中，个体的真实内部观测相关矩阵通常未知，采用给定的工作相关矩阵 $R_i(\alpha)$ 替代，α 为相关矩阵中未知参数向量，其对应的协方差矩阵称作工作协方差矩阵，可表示为 $V_i=A_i^{\frac{1}{2}}R_i(\alpha)A^{\frac{1}{2}}$，其中 A_i 为对角矩阵，对角元素为 $\varphi v(\mu_{ij})$。当连接函数 $g(\cdot)$ 正确时，即使相关矩阵的结构被错误的指定，仍能得到回归系数及方差的一致性估计，但对相关结构的选择仍有意义，正确的相关结构可以使估计更加精确，常见的相关结构有：

①独立结构（independence structure）：独立结构的相关矩阵主对角线元素为 1，其余元素均为 0。独立结构表明同一个体不同时间观测值之间相互独立，其相关矩阵形式为：

$$\text{Corr}\,(Y_{ij},\ Y_{ik}) = \begin{cases} 1 & j = k \\ 0 & j \neq k \end{cases}$$

②可交换相关结构（exchangeable correlation structure）：可交换相关结构的相关矩阵主对角线元素为 1，其余元素为 α。可交换相关结构表明同一个体不同时间的观测值存在相关关系，且任意两个时间观测值的相关关系相等，其相关矩阵形式为：

$$\text{Corr}\,(Y_{ij},\ Y_{ik}) = \begin{cases} 1 & j = k \\ \alpha & j \neq k \end{cases}$$

③一阶自回归相关结构（first-order regression structure）：一阶自回归相关结构表明某时间点的观测值只受到前一个时间点观测值的影响，与前面的观测值无关，其相关矩阵形式为：

$$\text{Corr}\,(Y_{ij},\ Y_{i,\,j+t}) = \alpha', \ t = 0,\ 1,\ 2,\ \cdots,\ n_i - j$$

④无结构相关（unsructured correlation）：无结构相关表明重复观测间的相关关系无规律可循，其相关矩阵形式为：

$$\text{Corr}\,(Y_{ij},\ Y_{ik}) = \begin{cases} 1 & j = k \\ \alpha_{jk} & j \neq k \end{cases}$$

⑤m 阶相邻相关（m-dependent）：m 阶相邻相关表明相隔 m 个时间点的两个观测值之间的相关为等相关，可表示为：

$$\text{Corr}\,(Y_{ij},\ Y_{i,\,j+k}) = \begin{cases} 1 & t = 0 \\ \alpha_t & t = 1,\ 2,\ ...,\ m \\ 0 & t > 0 \end{cases}$$

由此构建广义估计方程如下：

$$\sum_{i=1}^{N}\frac{\partial \mu_i}{\partial \beta'}V_i^{-1}(y_i - \mu_i(\beta)) = 0$$

在广义估计方程中，因为没有对响应变量分布作具体假设，因而不能直接使用最大似然估计方法进行参数估计，本文采用拟似然方法进行参数估计，广义估计方程的模型评价准则因此也不能使用 AIC、BIC 准则，对此 Pan 于 2001 年提出了 QIC 准则（quasi-likehood under the independence model criterion），QIC 形式如下：

$$QIC(R) = -2Q_R+2\text{trace}(A_I^{-1}V_R)$$

$$QICu=-2Q_R+2p$$

$$Q_R=\sum_{i=1}^{N}\sum_{j=1}^{n_i}Q_{ij}=\sum_{i=1}^{N}\sum_{j=1}^{n_i}\int \frac{y_{ij} - \mu}{V(\mu)}d\mu$$

QIC 在准似然值基础上增加了对模型参数个数的惩罚，QIC 越小，模型越合适。当正确指定模型时，QICu 近似于 QIC，需要注意 QICu 不能用于选择工作相关结构。

（二）实例分析

1. 数据来源

本研究的数据来源于某一中药新药冠心病的临床试验数据，受试者共 160 例，随机分为试验组（A 组）与对照组（B 组），每组各 80 例。其中疗效评价指标——心绞痛疼痛发作次数，是一个纵向结局指标，共随访 7 次。

2. 心绞痛疼痛发作次数建模

以心绞痛疼痛发作次数为因变量，药物分组（group=0，A组；group=1，B 组）、访视时间（time）及药物和时间的交互效应

（group*time）为自变量构建广义估计方程，其中访视时间作为离散变量纳入模型，以第一次访视（time=1）为对照，以便得到不同时间点的估计结果，药物分组以 A 组为对照。响应变量为单位时间内心绞痛发作次数的重复观测，因此对响应变量拟合 possion 分布，连接函数为 log 函数，基于原始数据分别建模，

3. 结果

（1）数据时间变化趋势

A、B 两组患者的心绞痛疼痛发作次数平均值随时间变化的趋势如图 5-1 所示。访视初始时 B 组的中、西医疗效评价指标均值均高于 A 组，随访视时间推移，两组的疗效评价指标均值整体呈下降趋势，且 B 组的疗效评价指标均值下降速度略快于 A 组。

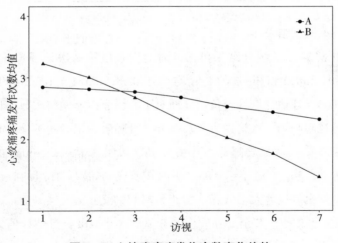

图 5-1　心绞痛疼痛发作次数变化趋势

（2）模型选择

根据 QIC 准则选择重复观测间的相关结构，各相关结构的 QIC

值如表 5-10 所示，可交换结构的 QIC 值最小，故以可交换结构作为重复观测间相关结构形式构建广义估计方程。

表 5-10 各相关结构 QIC 值

相关结构	QIC
无结构（unstructured）	713.3277
可交换结构（exchangeable）	712.0527
一阶自回归结构（first-order regression）	713.9516
2 阶相邻相关（mdep（2））	715.1323
3 阶相邻相关（mdep（3））	714.3275
4 阶相邻相关（mdep（4））	715.5612
5 阶相邻相关（mdep（5））	714.5965
6 阶相邻相关（mdep（6））	713.6505

（3）模型结果

由表 5-11 的统计结果可得，时间因素以第一次访视（time1）为对照，time2 和 time3 的 P 值均大于 0.05，time4 至 time7 的 P 值小于 0.05，且估计值均为负数，即对于心绞痛疼痛发作次数，自第四次访视起与第一次访视有显著差异，且随着访视时间延长，心绞痛疼痛发作次数显著降低。药物分组以 A 组为对照，group1 的估计值为 0.1236，P 值小于 0.05，表明在研究初始时，B 组的心绞痛疼痛发作次数显著大于 A 组。分组与时间的交互效应结果显示，除 group1*time2 外，其余交互效应的 P 值均小于 0.05，且估计值为负数，表明自第三次访视起，B 组的心绞痛疼痛发作次数下降速度显著快于 A 组。

表 5–11 心绞痛疼痛发作次数 GEE 参数估计结果

参数	估计值	标准误差	95% 置信区间		Z 值	P 值
			下限	上限		
intercept	1.0473	0.0388	0.9713	1.1233	27.00	<0.0001
time2	−0.0164	0.0178	−0.0514	0.0185	−0.92	0.3559
time3	−0.0417	0.0288	−0.0982	0.0147	−1.45	0.1475
time4	−0.0740	0.0343	−0.1412	−0.0068	−2.16	0.0310
time5	−0.1413	0.0411	−0.2217	−0.0608	−3.44	0.0006
time6	−0.1800	0.0486	−0.2753	−0.0848	−3.70	0.0002
time7	−0.2385	0.0560	−0.3483	−0.1287	−4.26	<0.0001
group1	0.1236	0.0514	0.0228	0.2244	2.40	0.0162
group1*time2	−0.0559	0.0291	−0.1128	0.0011	−1.92	0.0546
group1*time3	−0.1452	0.0475	−0.2383	−0.0522	−3.06	0.0022
group1*time4	−0.2461	0.0575	−0.3588	−0.1333	−4.28	<0.0001
group1*time5	−0.3110	0.0692	−0.4466	−0.1755	−4.50	<0.0001
group1*time6	−0.4105	0.0828	−0.5728	−0.2482	−4.96	<0.0001
group1*time7	−0.5934	0.1039	−0.7969	−0.3898	−5.71	<0.0001

4. 应用价值

（1）广义估计模型在疗效评价中的应用

纵向数据的统计分析策略可以从反应变量类型、主要分析目的和模型方法特点等方面进行考虑，从变量类型来看，可以分为连续型变量和离散型变量。在中药临床评价的实际应用中，研究者多采用重复测量方差分析来比较各给药组之间总体平均水平的不同，但这种方法由于其忽略了相同受试者各次测量之间存在相关性这一事实，而不能完全解释其内在特点。它主要描述总体的平均增长趋势而不关注个体增长曲线存在的差异及原因，往往忽略了个体的变化。广义估计模型是在广义线性模型的基础上发展起来的，用于分析纵向数据的一种统计分析方法，能很好地解决实际纵向数据中的相关性问题，在中医药对慢病的诊疗效果评价方面具有较好的应用前景。同时，该统计模型非常灵活，能够通过构建不同的模型形式回答不同的研究目的，并且在存在缺失数据的情况下，模型仍然有效，这样在很大程度上满足了真实诊疗过程中存在的单次或多次随访数据缺失的问题，从而更有效地利用数据和资源。

（2）广义估计模型在疗程确定中的应用

广义估计模型注重同一受试者在不同观测点间具有内部相关性这一基本事实，重视不同观测点间的内部相关性，保证了估计结果的精确性和显著度，可以较好地反映真实的疗效，同时通过与对照药物比较，反映出试验药最优的起效时间。从实证分析来看，自第3次访视起，B组的心绞痛疼痛发作次数的下降速度显著快于A组，由于本试验中每14天访视一次，因此判定服药28天后，B药在心绞痛次数减少方面的疗效优于B药。同时在第4至第7次访视中，两组交互效应的P值均小于0.05，且估计值为负数，初步判断服药28天后，B药疗效稳定。这一研究结果，可为B药的疗程确定及后续的药物研发提供参考。

因此，在中药的最优疗程确定时，可运用以广义估计模型为代表的一系列纵向数据模型，选取研究中最能反映药物疗效特色的疗效指标为模型变量，通过对比模型得到的最优疗程与该疾病阳性对照药的一般用药周期，确定符合药物作用特点的疗程（具体操作流程见图5-2）。在变量选择阶段，当数据来源为真实诊疗数据时，建议以同期临床常用的阳性药为对照，临床试验数据以阳性药或安慰剂为对照建立数据库,在中医理论的指导下,根据该药物既往的临床特色优势确定药物最大获益的疗效评价指标,当该指标不符合临床常见的主要疗效指标时,如针对稳定性冠心病心绞痛的中药治疗,疗效优势并不单单体现在平板试验中,而更多地体现在患者心绞痛发作程度或发作次数降低是,更推荐以后者,即最大获益指标为变量,建立广义估计模型。在试验药物疗效非劣于对照药物的前提下,当模型结果,即试验药物显效时间大于对照药物的一般疗程时,建议在

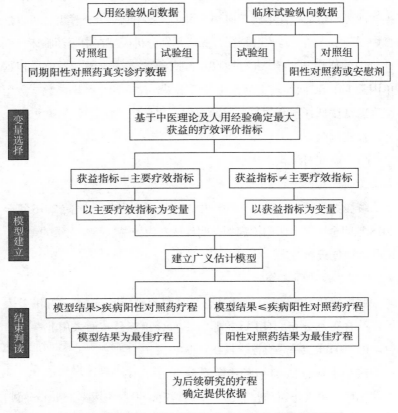

图 5-2 基于广义估计模型的中药疗程确定技术路线图

后期药物研发及临床使用中，以模型结果为准；但模型结果小于一般疗程时，建议遵照该病诊疗的一般疗程。最终，根据前期人用数据或临床数据，为后续的药物研发试验疗程确定提供适当依据。

三、病症结合理论指导下的受益人群发现方法与案例分析

判别分析是综合研究对象若干指标的观测结果判定其属于哪一类的统计学方法，其基本原理是按照一定的判别准则，建立一个或多个判别函数，用研究对象的大量资料确定判别函数中的待定系数，据此即可确定某一样本属于何类。因此，运用判别分析模型，可以挖掘中医药治疗的受益人群特征，探讨判别分析模型在中医药临床疗效评价中的作用与价值。通过对患者进行诊疗有效／无效判定，根据单因素 logistic 回归及交互作用分析结果，建立四个判别函数，运用交叉验证法选择预测效果最好的模型，初步建立疗效预测模型。

1. 实例分析

（1）研究对象与方法

①研究对象

缓慢性心律失常数据来源于中国中医科学院西苑医院 2016 年至 2018 年间全国名中医门诊病例，明确诊断为缓慢性心律失常的患者。

②数据分析方法

● 描述及单因素分析

数据采用 SPSS20.0 统计软件，计量资料采用均数 ± 标准差表示，符合正态分布的使用 t 检验，不符合正态分布的采用非参数检验。$P \le 0.05$ 为差异有显著性统计学意义。

● 判别分析建立疗效预测模型

通过对患者进行诊疗有效／无效判定，根据单因素 logistic 回归及交互作用分析结果，建立四个判别函数，运用交叉验证法选择预

测效果最好的模型，初步建立疗效预测模型。

（2）结果

①缓慢性心律失常患者一般情况分析

2016 年 1 月至 2018 年 1 月期间门诊确诊为缓慢性心律失常的患者共 197 例，平均就诊年龄 60 岁，跨度从 2 岁到 84 岁，其中单纯性缓慢性心律失常者 75 例，具有合并疾病者 122 例。

②疗效评价总体情况

数据不服从正态分布，采用两样本的 Wilcox 检验，结果提示，总心搏数（疗前 76158.57±12405.13，疗后 81276.63±12002.26）、平均心率（疗前 55.12±9.25，疗后 58.57±8.94）、最小心率（疗前 35.18±5.06，疗后 40.27±6.35），最长 RR 间期（疗前 2.3±0.84，疗后 1.9±0.87），以及 24 小时内 > 2s 停搏数量（疗前 106.59±328.32，疗后 33.84±129.5）治疗前后有显著差异。（表 5-12）

表 5-12 197 例患者治疗前后心率变化统计分析结果

	总心搏数[※]	平均心率[※]	最小心率[※]	最大心率	最长 RR 间期[※]	> 2s 停搏数量[※]
Mann–Whitney U	6349.00	6509.00	4476.50	8582.50	2470.00	4662.50
Wilcoxon	14995.00	15287.00	13254.50	17360.50	5473.00	10990.50
Z	–3.72	–3.56	–6.84	–0.21	–3.20	–3.32
p	0.00	0.00	0.00	0.84	0.001	0.001

[※]：诊疗前后比较有显著差异

③基于判别分析建立预测新的个体属于有效／无效类概率模型

● 变量赋值

将有效无效设置为因变量，将年龄，心肌炎、冠心病、房颤、高血压、糖尿病、房性早搏、室性早搏、窦房传导阻滞、房室传导阻滞、窦性停搏、总心搏数、平均心率、最小心率、最大心率、晕厥、头晕、黑矇等症状设为自变量（见表5-13）。

表 5-13　单因素分析变量说明

变量	赋值说明
年龄	连续变量
首诊服药时间.周.	连续变量
平均心率	连续变量
最小心率	连续变量
最大心率	连续变量
心肌炎	有：1，没有：0
冠心病	有：1，没有：0
高血压	有：1，没有：0
糖尿病	有：1，没有：0
房颤	有：1，没有：0
房性早搏	有：1，没有：0
室性早搏	有：1，没有：0
窦房传导阻滞	有：1，没有：0
窦性停搏	有：1，没有：0
房室传导阻滞	有：1，没有：0
晕厥	有：1，没有：0
心悸	有：1，没有：0
气短	有：1，没有：0
黑矇	有：1，没有：0
头目不清	有：1，没有：0

变量	赋值说明
头晕	有：1，没有：0
胸闷	有：1，没有：0
畏寒	有：1，没有：0

- 单因素 logistics 回归分析

将有效无效设置为因变量，将上述变量设为自变量，开展单因素 logistics 回归分析，结果见表 5–14，单因素 logistic 模型显著的因素包括首诊服药时间，平均心率、最小心率、是否合并冠心病、房颤、室早、窦房传导阻滞、房室传导阻滞。

表 5–14　单因素 logistic 分析结果

变量	beta	OR	z.value	p.value
首诊服药时间 . 周 .	−0.2	0.82	−2.34	0.02
平均心率	0.07	1.08	3.25	0.00
最小心率	0.16	1.17	4.26	0.00
冠心病	−0.65	0.52	−2.01	0.04
房颤	−1.12	0.33	−2.43	0.02
室性早搏	−0.71	0.49	−2.06	0.04
窦房传导阻滞	−0.75	0.47	−2.17	0.03
房室传导阻滞	−0.91	0.4	−2.67	0.01

- 交互作用分析

利用 logistic 模型对可能存在的二阶交互作用进行检验，显著的结果见表 5–15。

表 5–15　二阶交互作用进行检验

变量	beta	OR	z.value	p.value
年龄	0.01	1.01	0.95	0.34
心肌炎	3.38	29.24	1.91	0.06
年龄：心肌炎	−0.11	0.89	−2.38	0.02
平均心率	0.19	1.2	2.95	0
气短	7.66	2127.25	2.15	0.03
平均心率：气短	−0.14	0.87	−2.09	0.04
平均心率	0.22	1.25	3.01	0
头晕	8.82	6748.62	2.22	0.03
平均心率：头晕	−0.18	0.84	−2.29	0.02
最大心率	0.04	1.04	2.41	0.02
心悸	3.65	38.39	1.99	0.05
最大心率：心悸	−0.04	0.96	−2.01	0.04
心肌炎	−1.85	0.16	−2.71	0.01
房室传导阻滞	−1.21	0.3	−2.19	0
心肌炎：房室传导阻滞	2.43	11.33	2.53	0.01
高血压	0.45	1.57	1.01	0.31
窦性停搏	0.73	2.08	1.51	0.13
高血压：窦性停搏	−2.25	0.11	−2.16	0
房性早搏	0.74	2.1	1.73	0.08
房室传导阻滞	−0.18	0.83	−0.41	0.68
房性早搏：房室传导阻滞	−1.81	0.16	−2.53	0.01
室性早搏	−1.35	0.26	−3.26	0

续表

变量	beta	OR	z.value	p.value
窦房传导阻滞	−1.4	0.25	−3.35	0
室性早搏：窦房传导阻滞	2.19	8.97	2.58	0.01
头目不清	0.43	1.53	0.84	0.4
畏寒	0.86	2.35	1.22	0.22
头目不清：畏寒	−1.61	0.2	−1.93	0.05

● 判别分析模型建立

将现有数据中 20% 观测作为测试集，80% 观测作为训练集，建立判别分析模型，判断每个个体属于有效／无效类。经过尝试，该数据规模，适合采用二次判别分析模型。建立四种模型做判别分析，训练集及测试集的准确性如下（表 5–16）。

表 5–16　交叉验证法模型预测效果表

模型	变量	训练集准确率均值	测试集准确率均值
模型 1：单因素显著变量	首诊服药时间，平均心率，最小心率，冠心病，房颤，室早，窦房传导阻滞，房室传导阻滞	85.2%	79.6%
模型 2：单因素显著 + 认为重要	单因素显著变量 + 晕厥、黑矇	89.7%	72.9%
模型 3：单因素显著 + 交互作用 + 认为重要	单因素显著 + 认为重要 + 心肌炎、心肌炎合并房室传导阻滞、冠心病合并室性早搏、高血压、窦性停搏、高血压合并窦性停搏、室性早搏合并窦房传导阻滞、头目不清、头目不清合并畏寒、晕厥、黑矇	94.2%	76.7%
模型 4：全部变量	所有变量	97.0%	80.0%

运用模型 1：单因素分析显著变量，将全部 187 条观测作为

训练集，利用单因素 logistic 模型显著的因素做判别分析的结果如下：训练集的混淆矩阵：总的准确率为 96.3%。由于没有预留测试集，不清楚测试集上的预测效果，可以搜集新的数据测试该模型效果。初步认为该模型 y=−0.2X1+0.07X2+0.16X3−0.65X4−1.12X5−0.71X6−0.75X7−0.91X8（X1= 首诊服药时间，X2= 平均心率，X3= 最小心率，X4= 冠心病，X5= 房颤，X6= 室性早搏，X7= 窦房传导阻滞，X8= 房室传导阻滞）可用于预测新的个体属于有效／无效类的概率。提示冠心病、房颤、室性早搏三种合并疾病是影响疗效的可能危险因素，其中房颤的影响系数最大，窦房传导阻滞与房室传导阻滞也同样是影响疗效的危险因素，房室传导阻滞的影响系数更大。同时需要说明的是，首诊服药时间越短，对于预后更有利，提示患者，BA 作为病情变化明显的心血管疾病，首诊复诊时间不宜过长，及时调理处方，将更有利于患者恢复。

中医药是中华传统文化的瑰宝，由于其中医药独特诊疗体系和确切的临床疗效，至今仍在人类防病治病方面发挥着重要作用。目前以证据为科学决策的模式已成为当今世界医疗实践的主流模式，应融合现代临床流行病学、循证医学与统计学理念和方法，制定出适合中医特点的中医临床疗效评价方法。本章以二阶因子模型为例探索中医药病症结合的综合评价方法，以广义估计方程为例探索中医药最佳疗程确立方法，以判别分析模型为例探索中医药受益人群的最佳判定方法，从以上三方面探索中医药特色疗效评价的新模式与新方法。

以上三类方法在应用中有些需要注意的事项，例如，在构建二阶因子模型的潜变量时：一阶潜变量间应具有中高度关联性，例如均为药物在不同方面的疗效；二阶潜变量应能够反映由一阶潜变量带来的共同影响，例如药物整体疗效；对于可测变量不要求数据分布特征和相互间独立性。在选择广义估计方程的模型时，应考虑纵向数据间的相关程度，相关程度会对模型的参数估计存在一定影响，有研究者认为，广义估计方程（独立）的方法需假设纵向数据群组内数据无相关性，当相关数据的比例小于5%时，宜采用广义估计方程（等相关）分析；当相关数据的比例大于30%时，广义估计方程的参数估计和模型收敛的稳定性会受到影响。而在应用判别分析建立疗效预测模型时，应注意数据稀疏问题，当样本数量小于样本的特征维数时，预测准确率会表现较差，可能会出现过度拟合数据的情况。综上，不同的分析方法可能会得到不同的结论，在实际应用时应结合实际数据特点及临床研究目的，选择合适的分析方法进行数据分析，才能客观准确地评价疗效。

参考文献

［1］国家药品监督管理局.证候类中药新药临床研究技术指导原则［EB/OL］.（2018-11-1）.https://www.nmpa.gov.cn/xxgk/ggtg/qtggtg/ 201811106155701473. html.

［2］刘宇，毕颖斐，胡珍，等.冠心病心绞痛不同证候的生物标志物特征研究进展［J］.中国中医药信息杂志，2021，28（7）：1-4.

［3］西旺，宋楠楠，闫起，等.从代谢组学角度初探中医"虚证"证候模型评价指标的建立［J］.中华中医药杂志，2020（5）：2234-2239.

［4］屠新敏，赵欢欢，杨江，等.支气管哮喘中医证候及其生物标志物的研究进展［J］.时珍国医国药，2020（5）：1212-1214.

［5］张明妍，李凯，蔡慧姿，等.临床试验核心指标集研究发展概况及其在中医药领域的关键问题［J］.中医杂志，2021（2）：108-113.

［6］胡玉婷.耐多药肺结核病及其中医证候潜在生物学标志物的筛选与鉴定［D］.广州：华南理工大学，2019.

［7］刘炳林.中药新药临床研究一般原则解读和起草情况说明［J］.世界科学技术 - 中医药现代化，2016（12）：2075-2081.

［8］寇冠军，唐健元.中医证候研究现状及证候中药研究关键［J］.中药药理与临床，2017（4）：213-214.

［9］闫霞，郑佳露，胡兵.大肠癌证候及其现代生物医学内涵研究［J］.世界科学技术 - 中医药现代化，2017（7）：1253-1257.

［10］何浩强，陈光，高嘉良，等.中医证候疗效评价方法的理论研究与实践［J］.世界科学技术 - 中医药现代化，2018（7）：1187-1191.

［11］余学庆，李建生.病证结合模式下疗效评价指标建立几个关键环节的思考［J］.世界科学技术 - 中医药现代化，2013（6）：1288-1290.

［12］商洪才，王保和，张伯礼.中药新药证候及疗效评价［J］.中药新药与临床药理，2004（5）：365-368.

［13］杨洋，孙亚男，于长禾.冠心病中医临床疗效评价量表的测量学性能及研究方法学质量评价［J］.中医杂志，2021（3）：217-223.

［14］于莉，张会永，王佳楠，等.基于患者报告结局的气虚证中医疗效评价量表考评［J］.上海中医药杂志，2020（9）：60-64.

［15］于莉，杨可鑫，张会永，等.血瘀证中医疗效评价量表的临床应用研究［J］.辽宁中医杂志，2020（2）：11-13.

［16］刘炳林.中药新药临床研究一般原则解读和起草情况说明［J］.世界科学技术 - 中医药现代化，2016，18（12）：2075-2081.

［17］梁栋.肾癌手术病人住院周期的影响因素研究及预测分析［D］.上海：上海交通大学，2017.

［18］郭正梅，姚晨，阎小妍.临床试验复合终点评价指标的构建方法概述［J］.中国新药杂志，2013（23）：2789-2796，2830.

［19］吴朦.中风病气虚血瘀证中医复杂干预研究与综合评价［D］.北京：中国中医科学院，2017.

［20］邱瑞瑾，张晓雨，商洪才.证候类中药新药临床疗效评价方法探索［J］.世界中医药，2017（6）：1230-1234.

［21］斯介生，肖宏伟，蒋远营.结构方程模型在综合评价应用中的问题和对策［J］.现代管理科学，2014（11）：99-101.

［22］程豪，易丹辉.偏最小二乘—二阶因子模型在综合变量构建问题的研究［J］.现代管理科学，2016（2）：18-20.

［23］卓滋泽，孙鑫，吕春梅，等.基于二阶因子模型的北京市三甲医院职工工作满意度评价［J］.医学与社会，2016（5）：104-107.

［24］王凯，陈方尧，谭铭，等.一种新的评价结构方程模型拟合效果的校正拟合指数［J］.中国卫生统计，2018（3）：349-354.

［25］陈磊.中药（新药）临床疗效综合评价的方法学研究［D］.广州：广州中医药大学，2006.

［26］邱瑞瑾，张晓雨，商洪才.证候类中药新药临床疗效评价方法探索［J］.世界中医药，2017（6）：1230-1234.

［27］陆芳，李淞淋，李扬，等.联合模型在中药多类型结局疗效评价中的应用探讨［J］.中国新药杂志，2018（13）：1483-1490.

［28］陈丽嫦，衡明莉，王骏，等.定量纵向数据缺失值处理方法的模拟比较研究［J］.中国卫生统计，2020，37（3）：384-388.

［29］杨春兰.基于一组肝硬化数据的纵向和生存数据联合模型动态预测研究［J］.无线互联科技，2020，17（12）：128-129.

［30］王小磊，田梦圆，张娜，等.纵向数据中评估暴露总效应的序列条件平均模型［J］.中华流行病学杂志，2020（1）：111-114.

［31］徐孝琳，樊亚莉，苏依官.纵向数据下广义经验似然方法的有效稳健估计［J］.上海理工大学学报，2019，41（4）：331-338.

［32］汤宁，宋秋月，易东，等.医学纵向数据建模方法及其统计分析策略［J］.中国卫生统计，2019，36（3）：441-444，447.

［33］殷明娥，于洋.基于零膨胀广义 Poisson 回归模型的广义估计方程方法及其应用［J］.辽宁师范大学学报（自然科学版），2020，43（4）：447-454.

［34］冯丽云，James Cui.纵向数据准似然独立准则在 GEE 模型中的应用［J］.中国卫生统计，2008，25（4）：369-372.

［35］杨梦雅，侯雯，杨鹏，等.基于纵向不完整数据联合深度集成回归预测阿尔茨海默病临床评分［J］.中国生物医学工程学报，2019，38（2）：166-175.

［36］宋秋月，易东，伍亚舟.基于纵向数据线性混合效应模型的老年人抑郁影响因素研究［J］.第三军医大学学报，2019，41（4）：384-387.

［37］Protogerou AD，Vlachopoulos C，Thomas F，等.平均动脉压、脉压与全因死亡率的纵向变化：来自 71629 名未经治疗的正常高值血压参与者的数据［J］.中华高血压杂志，2018，26（8）：798.

［38］赵延延.广义线性模型在医疗器械临床试验中的应用研究［D］.北京：北京协和医学院，2019.

第六章
核心指标集在中医药临床评价中的应用

第一节　核心指标集概述

临床研究一般指以人为对象的前瞻性研究，评价医疗干预对健康结局的影响。由于缺乏相应的规范，临床研究结局指标的确立和报告存在随意性，势必影响研究结果的真实性。患者、医务人员、研究人员和卫生政策决策者对同一健康问题的关注点存在明显差异，忽视这种差异往往会导致研究结果缺乏实用价值。因此，选择合适的结局指标是临床研究方案设计中至关重要的一项。此外，系统评价/Meta分析的结果是健康相关决策证据的重要来源，临床研究数据是系统评价/Meta分析的基础，若单个研究的设计和报告存在问题，系统评价/Meta分析也不能得到可靠的证据；特别是因结局指标不同导致的临床异质性，使多个研究的数据不能进行比较分析和合并分析，导致关键信息的丢失，影响证据质量。如何优化结局指标选择，确保研究指标的重要性和可行性，减少不合适结局指标的采用，使临床研究方案设计更具科学性，提高每个临床研究的价值是亟待解决的问题。

一、核心指标集概念及意义

通过一系列规范的研制过程，构建特定病种临床研究必须测量和报告的、统一的、标准化的最小指标集合，即核心指标集（core outcome set，COS），是解决以上问题的有效途径，可起到简化研究方案设计、降低采用不合适指标的风险、控制选择性报告偏倚等作用。更重要的是能减少不同研究之间的异质性，使研究结果能进行比较和合并分析。通过构建对不同利益相关群体都重要的核心指标集，能够促进临床研究结果向临床实践转化。

早在20世纪70年代末期，世界卫生组织（WHO）在肿瘤临床试验中率先提出采用标准化的结局指标，并制定了指导手册。自1992年起，风湿病临床试验结果测量（outcome measures for rheumatology clinical trials，OMERACT）工作组致力于制定风湿病临床研究核心结局测量指标（core outcome measures，COMs），倡导在风湿病临床研究中使用COS，已取得显著成绩。自2002年起，临床试验方法、测量和疼痛评估（initiative on methods，measurement，and pain assessment in clinical trials，IMMPACT）工作组在疼痛临床研究COMs方面也陆续开展了研究工作。2010年，Paula Williamson，Doug Altman，Mike Clarke等方法学家提出了COS的概念，发起有效性试验核心结局测量指标（core outcome measures in effectiveness trials，COMET）行动计划，成立工作组，建立COMET网站（http：//www.comet-initiative.org）和COS成果数据库。

目前越来越多的研究人员关注并开展COS研究，根据COMET工作组统计，访问COMET数据库的国家主要是英国、美国、加拿大等，涉及肿瘤、风湿病、神经系统疾病、呼吸系统疾病、感染性疾病等多个病种。

二、核心指标集研究技术流程

1. 核心指标集研究选题

研究开始前，首先需要选题，即确定拟研制核心指标集的适用范围。COS研究范围适用于具体卫生健康领域或实践场景。COS范围明确，才能使研制过程中问题具有针对性，避免使用混乱、界限不清，帮助以后可能会用到该 COS 的研究者能快速判断与其工作的相关性，从而进行取舍，进行实践应用，因此事先确立核心指标集的具体范围至关重要。具体要如何界定这个范围幅度，目前尚无相关指导性规范，推荐根据具体实践场景、健康问题、目标人群和干预措施四个方面进行界定，不宜过于宽泛，应具体到具体病程及亚型。

2. 核心指标集研究注册

研究方案的制定和注册，不仅有利于增加研究信息的透明度、减少发表偏倚，更有利于保障研究质量、增加研究过程的规范性和研究结果的可信性，目前已成为当今临床研究发展的主流趋势。COS 研究开始前，需要制定一份研究方案，信息包括：适用范围、研究方法、研究机构或成员、出版成果及伦理审批等，内容及信息变动越详细越好，可参考已经注册的 COS 研究方案；研究方案可以在期刊、研究网站或 COMET 注册库等途径公开发表，提供网址链接保证方案的可获取性。COS 研究注册库目前有 COMET 数据库（http：//registerproject.comet–initiative.org）和中国临床试验核心指标集研究中心数据库（http://chicos.org.cn）。

3. 研究方案撰写

COS 使用者对 COS 的应用在一定程度上取决于 COS 研制过程中方法学的透明度和稳定性，而标准化方案的使用将提高这些方法的使用效率。为此，COMET 工作组于 2019 年制定了核心结局指标集标准化方案条目（core outcome set–standardised protocol items，COS–STAP）声明。COS–STAP 声明包含了一份 13 个条目的清单，详细介绍了 COS 研究方案注意事项，重点包括 COS 的范围、参与的利益相关群体、COS 研制计划和共识过程等关键内容（可参考核心指标集研制规范）。研究者可以参照 COS–STAP 声明，加强高质量方案的起草工作，并确定 COS 研制将如何开展。

4. 工作组建立

COS 研究工作组一般由三部分组成：指导委员会、具体工作组和利益相关群体，是研究开展实施的主体。

指导委员会可由本领域内不同方向的专家组成，在研究的关键节点安排会议从不同角度给工作组提供额外的专业知识，组织指导委员会会议的频率一般取决于工作组的需要。工作组及其指导委员会的成立，是基于 COS 研究涉及多个利益相关方而考虑，保证了COS 研究的科学性和顺利开展，同时指导委员会专家的级别对后期共识会的举行、解决分歧及成果推广具有重要作用。

工作组成员由中西医临床专家、循证方法学家、临床研究者、政策制定者、硕博研究生等组成，负责整个研究过程的具体开展事宜，专业互补、明确分工，是课题研究的直接计划制定者和执行人，定期组织会议，对课题进行沟通和推动。若工作组内遇到分歧难以解决或有较大的方案调整，需咨询指导委员会。

利益相关群体由 COS 使用者、医学专业人员、临床试验员、监管部门人员、企业代表、政策决策者、科研人员、方法学家以及患者代表等组成。其中，使用者、医疗卫生专家及患者是必不可少的三个群体。COS 使用者是在研究或具体工作中可能会用到核心指标集的人，如临床医生和医药企业代表；医学专业人员是熟知疾病情况并直接接触患者，能够直接提出源于实践经验的重要结局指标。

5. 指标条目池构建

核心指标集研究首先要在某一特定卫生领域或专科病症中基于已有的所有结局指标，筛选出对患者、临床医生、研究者及卫生决策者等各利益相关方最重要的指标。现有指标的集合是产生初始指标条目清单的来源，而后通过一系列研究规范和流程，产生最终核心指标集。收集所有现存结局指标是构建核心结局指标集的基础，必须遵循严格、科学的方法学，才能保证成果的科学性和可信性。构建中医临床试验结局指标池需要合理的方法学指导。

指标收集途径主要包括已发表文献、注册试验方案、医生报告的指标、患者报告的指标四方面，遴选出最重要、最相关、最少的指标集合，指标的样本量不一定越多越好，多种途径来源、收集到最全面的指标不是最终目的，而是为了提供遴选核心指标拓展空间，尤其是一些本身指标稀缺的研究。

6. 指标域确定

指标域是指标条目池中某一类指标的亚集合，按照指标类型、指标属性、临床意义等，分类各不相同，如按指标临床意义可分为疗效指标、安全性指标等。为形成更合理、涵盖多方面测量信息的核心指标集合，应先确定指标域，将收集到的结局指标分类整理，以便后续进行指标遴选。

COMET 工作组推荐应用指标域分类主要有 12 类：

①死亡率包含亚组：与所研究病症直接相关的因果死亡、死亡质量等；

②生理或病理情况包含亚组：疾病活动，如癌症复发、支气管气喘及体征变化等，血压、实验室检查结果、血管重建等；

③感染新发及复发情况；

④疼痛；

⑤生活质量：与病情相关的生活质量；

⑥心理健康；

⑦社会心理含社会行为；

⑧功能状态或机能状态；

⑨治疗的依从性或退出情况；

⑩满意度：包括医生满意度和患者满意度等；

⑪ 资源利用情况（卫生资源利用率）包含亚组：医院、社区、额外治疗等；

⑫ 不良反应（副作用）：包含死亡、疼痛及其他未在预料之内的有害反应等。

7. 德尔菲调查

德尔菲法是群体决策方法的一种，具有匿名性和反馈性的特点，避免了个体影响，以函询的方式如邮件等可以广泛传播，不受地理位置限制。确定哪些指标为核心指标，需要经过不同利益相关群体层层筛选并最终达成共识。因此，在 COS 研制过程中利益群体的选择至关重要。相关利益群体的代表性，决定了核心指标集的代表性。事先不仅明确如何选择、确定哪几类群组、人群数量及层次，还要考虑具体执行的可行性，防止因群体利益冲突，导致遴选的核心结局指标集失去实用性。

参与者对问卷中指标条目进行投票或打分，产生的结果将不断进行总结、反馈。因调查期间参与者之间没有直接的交流，可以很好地调和不同利益相关者之间的不同意见，这对最终确定核心指标并达成共识至关重要。

德尔菲调查应该至少进行两轮，即保证至少有一轮结果反馈。在已完成的 COS 研究中德尔菲调查的次数一般在 2 ～ 3 轮，最多的为 6 轮。一般每一轮调查时间不少于 10 天，如果回答率较低，可进行邮件提醒，放宽调查时间；一轮结束后须要 2 周左右进行数据分析并安排下一轮问卷。调查的轮次受调查持续时间、成本和应答率影响。一般 3 轮调查足可以把各利益参与群体对条目初始清单的意见收集完成。为避免核心指标达成共识较差，可先根据每一轮的调查结果剔除部分一致性评分最低的指标条目。

8. 共识会议召开

通过德尔菲调查确定核心指标集的候选条目之后，需要经过不同利益群体的高级代表一致性认定、达成共识，才可确定最终的核心指标集，需要主要利益相关群体的代表进行当面讨论结果。结局指标取得了至少70%的"关键"评分（7～9分）支持，则会被优先推荐。会议一般举行一次，持续半天，少数举行2～3次。

9. 核心指标集报告

COS研究报告规范参照COS-STAR声明（Core Outcome Set-STAndards for Reporting：The COS-STAR Statement）。COS-STAR清单由18个条目组成，保证了COS研究报告的透明度和完整性，重点描述了一份COS研究报告涉及的前言、方法、结果和讨论部分，是一种用作COS研究报告时的规范性、提示性工具，重点是明确COS应纳入哪些结局指标，是COS研究最基本的报告要求，研究者可根据需要酌情增加必要的报告条目。

三、核心指标集研制规范

1. 核心指标集研究方案的标准化报告条目（COS-STAP声明）

COS-STAP声明是在"提高卫生研究的质量和透明度"（the Enhancing the QUALity and Transparency Of health Research，EQUATOR）网络研制指南的方法学框架指导下，由三个利益相关者群体（COS制定者、期刊编辑以及对COS研究感兴趣的患者和公众参与的研究者）协商制定。

COS-STAP声明包含了一份13个条目的清单，概述了COS的范围、参与的利益相关群体、COS研制计划和共识过程，详见表6-1。

期刊编辑和审稿人可以使用该声明来评估已提交将发表的COS

研制方案的完整性。为关键内容提供指导，COS–STAP 声明能够加强高质量方案的起草工作，并确定 COS 研制将如何开展。

表 6–1 核心指标集研究方案的报告规范（COS–STAP）条目清单

主题	条目编号	清单条目
题目 / 摘要		
题目	1a	从题目可以识别是核心指标集研究方案
摘要	1b	提供结构式摘要
导　论		
背景	2a	介绍背景并解释制定核心指标集的合理性，阐明需要核心指标集的原因及其实施的潜在障碍
目的	2b	结合参考文献介绍研制核心指标集的具体目的
具体范围	3a	描述核心指标集涵盖的健康问题和人群
具体范围	3b	描述核心指标集涉及的干预措施
具体范围	3c	描述核心指标集适用的场景
方　法		
利益相关者	4	描述将参与核心指标集制定过程的利益相关者群体，其参与的性质和合理性以及如何产生；应包括研究团队的成员和研究参与者
信息来源	5a	描述用于产生初始结局指标清单的信息来源，概述方法或参考其他研究方案 / 论文
信息来源	5b	描述如何删除 / 合并结局指标，并说明原因
共识过程	6	描述共识过程的方案
共识定义	7a	描述共识定义
共识定义	7b	描述在共识过程中如何添加 / 合并 / 删除结局指标

主题	条目编号	清单条目
分　析		
指标评分 / 反馈	8	描述如何对结局指标进行评分和总结，描述参与者在共识过程中如何获得反馈
缺失数据	9	描述在共识过程中如何处理缺失数据
伦理与传播		
伦理批准 / 知情同意	10	描述共识过程中获得研究伦理委员会 / 机构审查委员会批准的计划，并描述如何获得知情同意（如果相关）
传播	11	描述将结果传播给研究参与者和核心指标集用户的方案，包括传播方法和时间
管理信息		
资金资助	12	描述资金来源和资助者的角色
利益冲突	13	描述研究团队内任何潜在的利益冲突，以及如何处理这些冲突

2. 核心指标集研制规范（COS–STAD）

COS–STAD 推荐是确定 COS 研制的最低标准，能够共识和应用，且不必考虑选择特殊的共识方法，涉及 COS 研制过程和需求确定的假设。COS–STAD 推荐适用于所有 COS，不论何种医疗保健领域，也不管 COS 研制是用于有效性试验，系统评价还是日常照护。与"核心指标集报告规范"（Core Outcome Set–STAndards for Reporting，COS–STAR）平行，COS–STAD 推荐是为了解决 COS 研制的第一阶段，即在测量什么方面取得共识，同时明确一个 COS 应描述在特定的研究或实践环境中应该测量什么，以及后续工作需要确定如何定义或测量每个指标，确定了 COS 研制过程相关的设计原则，主要包括三个领域共 11 条：具体范围（4 条），利益相关者（3 条）和共识过程（4 条），见表 6-2。

表 6-2　核心指标集研制规范（COS-STAD）条目清单

领域	条目序号	方法	注释
具体范围	1	COS 应用的研究或实践场景	COS 研制者应该考虑应用场景的细节（如用于研究还是日常照护）都应该在 COS 中表述
	2	COS 涵盖的健康问题	COS 制订者应该考虑 COS 将涵盖的健康问题细节（如类风湿性关节炎的治疗或者癌症的筛查）
	3	COS 涵盖的人群	COS 研制者应该考虑 COS 将涵盖的人群细节（如晚期疾病患者或者儿童患者）
	4	COS 涵盖的干预措施	COS 研制者应该考虑 COS 将涵盖的干预细节（如所有的干预措施、药物疗法，或者是外科治疗）
利益相关者	5	在研究中将使用 COS 的人员	COS 研制者应该纳入那些在研究中将要使用 COS 的人（如临床试验人员或企业）
	6	熟知患者疾病的医疗卫生专家	COS 研制者应该纳入那些能够提出重要结局指标的医疗卫生专家（如临床专家、执业医师及对疾病有特殊经验的研究人员）
	7	相关疾病患者或他们的代表	COS 研制者应该纳入有患病经历或受此疾病影响的人（如患者、家属和护理人员）
共识过程	8	一份考虑了医务人员和患者观点的初始指标清单	COS 研制者在产生一份用于共识过程的初始指标清单时，应该考虑医生和患者的观点（很可能从文献综述或访谈中获得）
	9	预先描述评分过程和共识定义	尽管在不同的研究中可能采用不同的共识方法，COS 研制者应该事先描述共识方法，以避免可能存在的偏倚

领域	条目序号	方法	注释
	10	预先描述纳入 /剔除 / 添加指标的标准	COS 研制者也应该事先阐明纳入、剔除或添加指标的标准，以避免可能存在的偏倚
	11	关注结局指标清单的语言描述，避免歧义	COS 研制者应该考虑在面对不同参与方描述指标时使用的语言（如既用"俗语"也用医学术语，且这些以前曾被利益相关者试用过）

3. 核心指标集报告规范（COS–STAR）

核心指标集报告规范（Core Outcome Set–STAndards for Reporting，COS–STAR）采用"提高卫生研究质量和透明度网络"（Enhancing the QUAlity and Transparency Of health Research，EQUATOR）提供的方法。报告清单不仅包括 COS 形成使用的方法，还可以应用于有效性试验、系统评价或常规治疗的 COS 形成。

COS–STAR 清单包括 18 个条目，适用于制定 COS 研究，确定了 COS 应纳入哪些结局指标，旨在涵盖此类研究最少报告要求，包括背景、领域、方法、结果、结论和局限性，解释性文件中为每个清单条目的含义和合理性提供了说明，设计注重实用性，见表6–3。

表 6–3　核心指标集报告规范清单（COS–STAR）

领域 / 主题	编号	条目
		题目 / 摘要
题目	1a	从题目能识别文章为 COS 的制定
摘要	1b	提供结构式摘要

领域/主题	编号	条目
引　言		
背景	2a	介绍研究背景并解释制定 COS 的合理性
目的	2b	明确制定 COS 目的
范围	3a	描述 COS 涉及的健康问题和人群
	3b	描述 COS 涉及的干预措施
	3c	描述 COS 适用的条件
方　法		
方案/注册登记	4	提供获取 COS 制定方案和（或）研究注册信息，如果有这些信息
参与者	5	描述各利益相关组参与 COS 制定过程的合理性，各组参与者的合格标准，并描述相关参与者是如何产生的
信息源	6a	描述用于产生初始结局指标清单的信息源
	6b	描述指标被排除或合并的方法及原因（如果适用）
共识过程	7	描述共识过程如何执行
指标评分	8	描述指标如何评分以及如何总结评分
共识定义	9a	描述共识定义
	9b	描述共识过程中如何考虑纳入或排除结局指标的确定程序
伦理和知情同意	10	提供关于研究伦理和知情同意问题的说明
结　果		
方案偏离	11	描述对方案所做的任何改变（如果有）并说明原因，并描述这些更改对结果的影响
参与者	12	提供 COS 制定所有阶段涉及人员的数量和相关特点等数据

领域 / 主题	编号	条目
指标	13a	列出所有在共识会议开始时考虑的结局指标
	13b	描述共识过程中引入的任何新指标和被排除掉的指标，并说明原因
核心指标集	14	列出最终 COS 包括的指标
讨　论		
局限性	15	讨论 COS 形成过程中的任何不足
结论	16	结合其他证据，提供对最终 COS 的解释，以及对今后研究的影响
其他信息		
资助	17	描述资助的来源 / 资助者的作用
利益冲突	18	描述研究团队内的任何利益冲突，以及如何控制这些冲突

第二节　中医药临床评价核心指标集研究进展

随着循证医学的发展，中医药临床研究数量快速增长，不乏高质量临床研究成果在国际上发表。但总体研究质量较低，特别是临床疗效评价指标存在不公认、不重要、无特点等突出问题，严重影响临床研究质量提升和国内外共识，也导致相似研究不能比较或合并分析，造成严重的研究资源浪费。因此，建立中医药临床评价核心指标集可以解决临床研究评价指标存在的诸多问题，对提高中医药临床研究质量具有重要意义。

一、中医药临床评价核心指标集研究平台

2006 年，天津中医药大学张俊华研究员在系统评价研究中发现临床评价指标的不一致、不规范等问题，探索解决问题的思路和方法，紧跟核心指标集研究这一新领域。2014 年注册了中医药领域第一个核心指标集研究——稳定型心绞痛中医药临床试验核心指标集研究，开启了国内核心指标集研究的序幕，同年该项目获得国家自然科学基金面上项目资助，于 2018 年研制完成，制定了国内第一个并且是中医药领域的核心指标集，2018 年 1 月获得中华中医药团体标准立项，经过不断反馈、修订，2020 年获得团体标准验收。

研究期间，张俊华研究员核心指标集研究团队与 COMET 工作组交流合作，3 次参加 COMET 工作组举办的 COS 方法学年会（共 7 次）。同时，对 COMET 相关研究进行了解读和本土化推广，陆续建立了一套指标条目产生方法、指标域确定方法、核心指标条目遴

选方法、核心指标一致性认定方法等系列技术规范，促进核心指标集在中医药领域的发展。

《中医药临床试验核心指标集研制技术规范》由中华中医药学会发布（T/CACM 1339-2020），引导各个专科病种规范、高效地建立中医临床试验核心结局指标，进一步提升中医临床研究的质量以及结果的实用性和公认度。通过对核心指标集测量方法的后期研究，2019年获得国家自然科学基金青年项目资助。《中医药核心指标测量方法遴选指南》于2020年12月获得中华中医药学会批准作为团体标准立项。该标准在研制完成如何"测指标"的方法学基础上，规范中医药临床试验核心指标测量工具，为每个核心指标提供当前最公认、可靠的测量工具、实施规范和时点，提高研究数据的准确性和实用性，是解决"怎么测"指标的关键，使中医核心指标体系能规范、高效地选择合理的指标测评工具，每个研究数据都能做到规范、准确、有价值。

2019年7月19日，中国临床试验核心指标集研究中心（ChiCOS）在天津中医药大学新校区正式成立，旨在推进我国临床试验结局指标选择、测量、评价和报告的规范化和科学化，为提高我国临床试验的质量提供相关的方法学支撑；7月20～21日，ChiCOS举办了国内首届"循证医学与核心指标集（COS）研制方法"培训班，结合编制的COS研制方法培训手册，对来自全国的80余名临床医生、科研人员、研究生等进行方法学培训；ChiCOS通过网站（http：//chicos.org.cn）和微信公众号（中国临床试验核心指标集研究中心）对翻译的COMET工作手册、COS-STAP、COSMIN等COS研制相关标准规范进行方法学传播。

2020年10月23日，中国临床试验核心指标集研究中心成都中医药大学分中心揭牌，将进一步完善中医药临床评价指标研究平台布局，加速推动成果产出和成果转化。

二、中医药临床评价核心指标集研究概况

截至 2020 年 11 月，COMET 网站共注册中医药 COS 研究（COS-TCM）31 项，见表 6-4。目前，国内中医药 COS 研究人员分布地域主要为天津、北京和广州；研究病种涉及 21 个，包括心血管疾病（急慢性心力衰竭、房颤、稳定型心绞痛、慢性肺源性心脏病、高血压、冠心病、心肌梗死），脑血管疾病（脑卒中、血管性认知功能障碍、急性脑梗死），骨病（膝骨关节炎、骨关节炎、类风湿性关节炎、颈椎病、腰椎间盘突出症、肩周炎、痛风、腰痛），肿瘤（肺癌、乳腺癌），呼吸疾病（过敏性鼻炎、哮喘），妇科疾病（痛经、哺乳期乳腺炎），代谢性疾病（2 型糖尿病、糖尿病足、高脂血症），皮肤病（银屑病、儿童腹部过敏性紫癜），传染病（乙型肝炎、新型冠状病毒肺炎），外伤性视神经病变、干燥综合征、紧张性头痛等。

表 6-4 COS-TCM 研究注册情况

注册号	疾病名称	干预的性质 / 类型	研究单位
1717	膝骨关节炎	补充和替代医学（CAM），针灸	不清楚
1681	热敏灸的 10 大主要疾病	补充和替代医学（CAM）治疗，中医	不清楚
1650	哺乳期乳腺炎	穴位推拿	北京中医药大学
1589	颈部眩晕	中医	北京中医药大学东直门医院
1574	2 型糖尿病	中医	四川大学华西医院临床营养科
1566	急性心力衰竭	中医	北京中医药大学东直门医院

注册号	疾病名称	干预的性质/类型	研究单位
1564	冠心病	西药，中医	北京中医药大学东直门医院
1553	糖尿病足溃疡/溃疡	中医	中国中医科学院西苑医院
1543	银屑病	中医	甘肃中医药大学 兰州大学
1507	新型冠状病毒肺炎，冠状病毒	西药，中药	北京中医药大学东直门医院
1504	过敏性鼻炎	补充和替代医学（CAM）治疗，中医	江西中医药大学附属医院
1487	外伤性视神经病变	中医	中国中医科学院眼科医院
1486	慢性心力衰竭	补充和替代医学（CAM）治疗，中医	天津中医药大学循证医学中心
1483	肺癌	补充和替代医学（CAM）治疗，中医	天津中医药大学循证医学中心
1476	乳腺癌	中医	兰州大学基础医学院循证医学中心
1475	高血压脑出血，中风	中医	中国中医科学院西苑医院
1474	血管认知功能障碍	中医	中国中医科学院西苑医院
1473	头痛（紧张性）	中医	中国中医科学院西苑医院
1472	急性脑梗死，脑卒中	中医	中国中医科学院西苑医院
1437	乳腺癌	中医	兰州大学基础医学院循证医学中心

注册号	疾病名称	干预的性质/类型	研究单位
1429	干燥综合征	中医	兰州大学基础医学院循证医学中心
1424	痛风	中医	兰州大学基础医学院循证医学中心
1363	腰痛	任何	北京中医药大学东直门医院
1282	缺血性脑卒中，急性缺血性脑卒中，脑卒中	中医	广东省中医院
1243	心肌梗死	中医	北京中医药大学东直门医院
1281	儿童腹部过敏性紫癜	中医	首都医科大学附属北京儿童医院
983	高脂血症	补充和替代医学（CAM）治疗，中医	广东省中医院
941	心房颤动	补充和替代医学（CAM）治疗，中医	北京中医药大学东直门医院
669	乙型肝炎	补充和替代医学（CAM）治疗，中医	中国中医科学院
391	心绞痛（稳定型心绞痛）	补充和替代医学（CAM）治疗，中医	天津中医药大学循证医学中心
1678	中风	补充和替代医学（CAM）治疗，中医	天津中医药大学循证医学中心
1677	慢性肺源性心脏病	补充和替代医学（CAM）治疗，中医	天津中医药大学循证医学中心

三、中医药临床评价核心指标集研制存在问题

COS 研究目前还属于新领域，方法学还未成熟，是对临床试验结局指标选择、报告的最低要求，具有普适性，但不妨碍临床研究其他结局指标的选择使用。中医药 COS 研究研制过程中不可避免会遇到各种问题，但在借鉴国际研究方法的同时，应从中医临床需求出发，结合中医药的特点。

1. 原始结局指标需标准化

在中医药临床试验指标池构建过程中，原始指标逐字提取完之后，需要将相同定义的指标名词归类分组，而原始结局指标的不一致性和表达方法的多样性，给指标的合并及指标域的确定带来很大困难，导致在指标合并时错杂无端，分歧较大。因此，中医药临床评价结局指标的名称或定义需要进行统一、标准化，是开展核心指标集研究的重要基础。

2. 指标分类之间存在交叉性

中医临床研究指标不仅具有一般临床研究的共性，还具有中医自有的独特性，如中医症状和证候评价指标，证候、舌脉、症状等。考虑到直观性以及便捷性，根据指标的功能属性，多分为中医病症、症状/体征、理化检测、生活质量、远期预后、经济学评估和安全性事件等。然而，中医病证与一般症状常存在交叉，如疼痛。各分类之间本身也存在交叉，如住院率，若随访时间足够长，可作为远期预后指标，亦可作为经济学指标，甚至在安全性指标中也会存在。因原始指标的不规范，使得指标之间难以进行指标域划分：若划分过细，则指标过于分散且分类工作量较大，难以发现指标分布规律；若粗线条划分，则指标之间交叉性较大，给指标归类造成困难。

3.广泛征求国际性共识实施困难大

目前 COS 研究越来越重视在国际各地区进行广泛调查，以求获得具有国际性、共识性、权威性的核心指标。虽然德尔菲在线调查的便利性，打破了地理位置屏障。需要注意的是，西医 COS 研究邀请的参与者主要来自欧洲和北美，亚洲代表较少；而由于中医药发展主要集中于中国，研究过程中考虑到研究相关性和理解性，中医药 COS 参与者主要来自中国，跨国际性调查实施较困难。这些将在一定程度上影响我国中医药 COS 研究的国际性和方法学认可度。

4.中医药疗效特色指标在 COS 中体现不足

中医临床试验核心指标集的研制原则为"国际接轨与中医特色"，即产生的核心指标集在获得国际公认的基础上，又体现了中医药的自身特色，如在症状、体质、临床缓解等方面的优势。在指标池的构建过程中，关于中医特色指标较少，经过德尔菲调查之后，仅少数指标进入共识会议，甚至没有。中医立足的根本在疗效，核心指标集中中医指标的缺少势必会影响中医疗效特色的体现。

因此，若想保留中医药相关特色指标，在产生的核心指标中留有一个空缺，可待发现合适的中医类指标再进行填补，但会降低共识会议的原则性。

第三节　中医药临床评价核心指标集研究
影响因素分析

中医药特色优势的发挥，关键在疗效。而临床疗效需要通过结局指标的测量和分析来表达。目前，中医药临床试验结局指标普遍存在异质性大、发表偏倚、临床不重要等问题，受到临床方法学家普遍重视。中医药临床评价核心指标集的出现，为促进中医临床试验结局指标选用的规范化提供方法。中医药临床评价核心指标集研究在符合国际核心指标集研究规范的同时，结合中医药自身特点适当调整，为中医各个病种研制核心指标集，从而推动中医药临床评价体系的构建。

一、中医药临床评价核心指标集研究需体现中医特色

结合核心指标集研究的技术流程，分析中医药临床评价核心指标集研究需要注意的问题。

1. 利益相关群体选择中西医临床专家

基于我国医疗情况普遍为中西医并用，制定中医核心指标集时应同时选择中医、西医专家调研，分别反映临床医生的观点，同时两者数量要平衡，防止意见过于集中。

2. 指标域分类突出中医疗效指标特点

中医临床研究指标不仅具有一般临床研究的共性，还具有中医独特性，有中医独有的症状和证候评价指标，进行指标域分类过程中，先将中医特有指标结合 COMET 手册中推荐的 12 类进行归类，

然后以指标的功能属性为依据，推荐按照 7 个指标域：中医病症、症状/体征、理化检测、生活质量、远期预后、经济学评估和安全性事件，将收集到的结局指标进一步分类整理，形成初始指标遴选条目清单，突出中医病证疗效指标的表述。

3. 指标规范化处理参照中医标准

在指标条目池构建过程中，原始指标逐字提取完之后，需要将相同定义但不同表述形式的指标名词进行统一表述，可参考国内外公认、权威的医学临床术语标准，尽可能保证术语的专业性，中医指标应优先参考相关国家标准或行业标准，避免因不规范的表述造成误解，如：中医药主题词表、中医临床诊疗术语等。

4. 德尔菲调查及共识会议中医术语需注解

医学术语在专业化的基础上，可附加通俗化解释，保证不同知识背景，能准确理解。在研究开始前，可借助临床实践对指标进行可理解性检测，不断收集反馈和理解偏差，从而对表述进行修改完善。对于西医专家，可将中医术语的解释转化为其擅长的西医语言；对于患者代表群体，工作组可对其进行面对面访谈调查，增加患者的依从性和可理解性。非专业用语表达优先于医学专业术语使用，可以提高问卷的可理解性，减少完成问卷的时间，提高研究效率。

共识会议中，课题负责人确保共识过程中各个参与方都能正确理解，尤其是中医特色指标，应适当解释每个指标的含义，以保证会议高效进行。

5. 报告规范应增加中医特色条目

中医药核心指标集研究报告可适当增加中医药特色内容，最好匹配一份指导性说明书以便读者理解应用。

二、糖尿病足中医临床评价核心指标集研究案例分析

结合糖尿病足中医临床评价核心指标集研究体会，总结相关影响因素如下。

1. 文献检索纳排标准结合研究疾病的中医治疗优势

在核心指标集制作的第一步文献系统评价中，通过文献检索对现有糖尿病足中医临床研究应用的结局指标进行汇总整理，发现中医药治疗糖尿病足优势在于中药/中成药汤剂内服及外用，因此制定的纳入标准限定干预措施为中成药、汤剂等中医药相关疗法，排除了针灸理疗等干预措施。

2. 指标域的分类依据研究疾病及中医诊疗特点

通过研究小组讨论及专家访谈，结合中医特色及糖尿病足疾病本身特点，最终确定了指标域的分类方式（见图6-1）。从大的层面分为全身水平、伴随疾患、局部指标三个层次，体现中医的整体观，即在中医临床诊治过程中，既考虑疾病本身的变化，又顾及患者整体健康生命状态等多方面变化，整体与局部相结合，综合评价中医药疗效特点。各大层面具体分类中，全身水平不仅包括常用的理化指标、中医指标等，还兼顾了社会心理、经济学等指标，强调了中医思想中既重视患者自身脏腑、形体间的统一完整性，又强调人与外界自然、社会环境的统一性。在局部指标中，又根据中医糖尿病足的疾病阶段的分类，将其分为已溃期和未溃期，充分体现了糖尿病足疾病本身的特点。

3. 半结构化访谈选择中医治疗患者

在对患者及陪护人员进行半结构化访谈过程中，对于受访者的选择，有意识地选择了接受过中医药治疗的患者，从中医院中选取受试者，以明确受访者对中医药治疗糖尿病足有一定的了解及体

会，以便与在采集受访者对于糖尿病足中医临床研究结局指标看法更为准确。

4. 德尔菲调查及共识会议纳入中医专家

在问卷调查及共识会议中，选择专家时，一方面保证各种利益群体的全面性，包括临床、科研、药企、方法学等各层面的专家；另一方面，为了体现中医临床研究的特色及独特性，要重视中医相关专家的纳入比例。

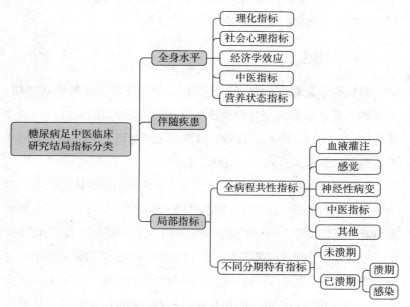

图 6-1 糖尿病足中医临床评价结局指标域分类

第四节　中医药临床评价结局指标问题分析案例

　　熟练掌握核心指标集制作的选题、文献检索、资料提取、结果分析等环节是规范完成此项研究的关键。通过引用中医药治疗糖尿病足临床评价结局指标分析研究结果，总结研究结局指标现状及问题，为核心指标集的制作者提供借鉴和参考。

一、背景及目的

　　糖尿病足是糖尿病患者因糖尿病所致的下肢远端神经病变和 / 或不同程度的血管病变导致的足部溃疡和 / 或深层组织破坏，伴或不伴感染，是糖尿病患者致残、致死的主要原因之一，也是造成社会沉重负担的重大公共卫生问题。

　　西医对糖尿病足的发病机制、治疗方法有明确的认识，治疗多为早期危险因素筛查及预防，控制血糖、调血脂、降血压，改善循环和营养、抗感染等，外科主要有局部清创、高压氧治疗、封闭负压引流、血管介入治疗、截肢术等手段，发病早期疗效显著，但对于糖尿病足后期患者却面临截肢甚至失去生命的巨大风险。中医虽未明确提出"糖尿病足"病名，但对其病因病机、辨证分型及内治外治已有较深的认识，治疗糖尿病足体现在辨证论治口服中药汤剂，通过清创法、中药熏洗或外敷法等外治法，临床效果显著，应用广泛。

　　为证实中医药治疗糖尿病足的有效性和安全性，临床开展了一系列随机对照试验，而临床研究的结局指标情况如何？尚缺乏相关研究分析。本研究对中医药治疗糖尿病足的随机对照临床试验

（randomized clinical trial，RCT）进行分析，通过系统的总结，为同类临床研究设计提供参考，同时找出存在的问题，为构建中医药治疗糖尿病足核心指标集奠定基础。

二、资料与方法

1. 纳入标准

①研究类型：RCT；②研究对象：符合糖尿病足诊断的患者；③干预措施：中成药（口服药物、注射剂）、汤剂（经方、时方、自拟方）等中医药相关疗法；对照措施不做限制；④结局指标：不做限制；⑤文献撰写较规范，有明确的诊断、纳入、排除标准，疗效判定标准，每组例数≥30例，结局指标≥2个。

2. 排除标准

①临床研究治疗组干预措施为针灸、推拿、穴位敷贴、情志和饮食护理、西医等方法；②研究对象为糖尿病足合并其他疾病，如合并低蛋白血症、神经病变、下肢动脉闭塞等；③研究主要目的为评估药物作用机制或药代动力学等临床基础研究；④会议论文。

3. 文献检索

计算机检索中国期刊全文数据库（CNKI）、万方数据库（WanFang Data）、中国生物医学文献数据库（SinoMed）、PubMed、The Cochrane Library、Web of Science 和 Embase 数据库。检索时间限定为建库到 2020 年 4 月 30 日。

检索式以 CNKI 为例：（SU ="糖尿病足" OR SU ="糖尿病肢端坏疽" OR SU ="足溃疡" OR SU ="糖尿病坏疽" OR SU ="足部溃疡"）AND（SU ="中医药"）AND FT ="随机"。

4. 文献筛选与资料提取

由 2 位作者严格按照纳入排除标准独立筛选文献、提取资料，

并交叉核对，

如有分歧，经讨论解决或咨询第三方协商解决。提取的信息包括：①标题、第一作者、发表杂志、作者单位等。②研究的特征：例数、病程、中医证型等。③干预措施：药物名称、疗程等。④结局指标名称、测量方法、测量时点。

5. 统计分析

使用 Excel 2010 建立文献数据库，计数资料采用频数（％）表示。对纳入研究的指标使用次数、指标组合使用情况及指标测量时点进行频次统计。

三、结果

1. 文献检索结果

初检共获得 1422 篇文献，根据纳入和排除标准，共纳入 72 篇 RCTs，包括 1 篇英文文献（图 6-2）。

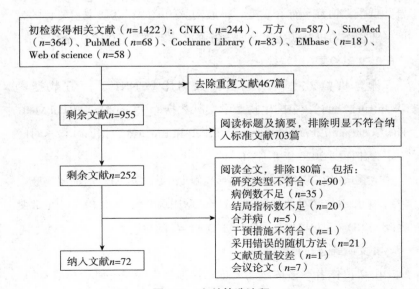

图 6-2　文献筛选流程

2. 纳入研究基本特征

72 个 RCTs 共纳入 5791 例患者，单个文献纳入最大样本量 198
例，最小样本量 40 例，平均每个 RCT 的样本量 80 例；共有 23 个
RCTs 报告了病程（34.7%），病程最长 14.94 年，最短 27 天；共
有 37 个 RCTs 报告了中医证型（51.4%），分别为：肝胃（脾）不
和、寒凝血瘀、络脉瘀阻、脾肾阳虚、气虚湿阻、气虚血瘀、气血
两虚、气阴两虚、气阴两虚挟瘀、气阴两虚夹热毒、湿毒内蕴、湿
热毒盛、湿热下注、湿热瘀阻、湿热蕴阻、痰瘀阻络、虚证、血脉
瘀阻、阳虚寒凝挟瘀毒、阳虚血瘀、阴虚燥热、阴阳两虚、瘀热互
结、瘀血阻滞、浊毒内蕴、消肿去腐共 26 个中医证型；干预措施
为中成药和汤药，其中 36 个 RCTs 使用了中成药（50%），包括注
射剂 2 个（5.6%），口服中成药 9 个（25%），61 个 RCT 使用了汤
剂（85%）；共有 68 个 RCTs 报告了疗程，疗程最短 14 天，最长 6
个月，疗程在 15 天及以下的研究 5 个，占 6.94%，16～30 天的研
究 25 个，占 34.72%，31～60 天的研究 27 个，占 37.5%，61～90
天的研究 7 个，占 9.72%，90 天以上的研究 4 个，占 5.56%。

3. 结局指标

72 个研究共纳入 204 个结局指标，单个研究结局指标最少为 2
个，最多为 22 个，平均单个研究使用结局指标数为 3 个。

（1）指标域

将提取的指标名称做规范化、统一化处理，进行归类和分化：
①将整体的指标分化为具体的检查项目，如神经传导速度。因为不
同的研究虽然同时选择了神经传导速度作为结局指标，但选择的神
经并不一致。②根据原文，在不改变指标含义的同时，对指标名称
进行规范表述和归类。如总有效率，研究中有临床疗效、治疗总有
效率、临床效果、治疗效果等多种表达方式，统一将其规范为总有

效率。在按照上述方式对指标进行规范后，将指标按照功能属性分为：中医症状/证候、症状体征、理化检查、生活质量、远期预后、经济学评估和安全性事件7个域进行统计（表6-5）。

表6-5　糖尿病足指标域

指标分类	指标细分	指标名称
症状体征	总有效率	临床总有效率、溃疡面积总有效率、下肢彩超多普勒疗效、肢体功能疗效、创面疗效
	创面情况	创面闭合指数、创面变化（积分、情况、红肿程度/肿胀情况、渗出情况）、创面肉芽组织（覆盖率、占有率、积分、形态评分）、创面深度（积分）、创面缩小率、创面愈合（情况、率、时间、速率）、创面中心温度、溃疡面积（积分、缩小率）、脓苔面积、脓性分泌物、脓液情况评分、皮肤色泽评分、皮肤温度评分、脱腐率、首次健康肉芽出现时间（GT）
	感觉检查	10g尼龙丝触觉测定、刺痛觉检查、感觉阈值、凉温觉、下肢浅感觉情况、下肢深感觉情况、音叉振动觉、震动指数阈值（VPT）
	评分	多伦多临床评分系统（TCSS评分）、疗效得分、临床症状评分、疼痛积分、体征评分、组织液渗出评分
	体征/症状	跛行指数、跟腱减弱情况、截趾/肢率、体重指数（BMI）、膝反射情况、下肢体位试验、炎性浸润消失率、足背皮肤温度变化、足部阻断后反应性充血；临床症状改善情况、疼痛情况、平均好转天数、平均治愈天数、潜伏期、总加重率
经济学评估		住院总费用、治疗天数
安全性指标	实验室指标	
	不良反应	

指标分类	指标细分	指标名称
中医症状 / 证候		中医证候：中医证候积分（总有效率）、中医证候疗效；中医症状：中医症状和体征（消除率、出现频率）、中医症状（积分、红肿热胀）；中医体征：舌苔变化、舌质变化、脉象变化、阳虚血瘀症状数量、跌阳脉搏动情况
远期预后		
生活质量		SF-36 生活质量评分
理化检测	血液流变学	低切（还原）全血黏度、高切（还原）全血黏度、红细胞压积（HCT）、红细胞变形指数、红细胞聚集指数（AI）、全血黏度（BV）、全血低切度（值）、全血高切度（值）、红细胞沉降率（ESR）、血沉 K 值（ESR K）、血浆高切黏度、血浆黏度（PV）、血小板聚集率（PAG）
	血糖	空腹血糖（FPG）、餐后 2h 血糖（2hPG）、糖化血红蛋白（HbA1C）
	血管内皮功能	血管内皮细胞生长因子（VEGF）、碱性成纤维细胞生长因子（bFGF）、内皮素（ET）、内皮素 –1（ET-1）、一氧化氮（NO）、血栓素（TXB2）
	肌电图	腓总神经、胫神经
	神经传导	神经传导速度：腓总神经、正中神经、腓浅神经；感觉神经传导速度 SNCV：腓总神经、腓肠神经、正中神经、腓浅神经；运动神经传导速度 MNCV：正中神经、腓总神经、腓肠神经、胫神经；双下肢神经传导速度：腓总神经；神经电生理：波幅、传导速度、潜伏期

指标分类	指标细分	指标名称
理化检测	超声影像学	踝肱指数（ABI）、趾肱指数（TBI）、下肢血管彩色多普勒超声［动脉加速/减速、足（背）动脉、腘动脉、股动脉（内径、血流量、最大血流量）］、足部温控血流、足部红外热像温度、红外热像图平均足温
	微循环	甲皱微循环（管周积分值、流态积分值、形态积分值、总积分值）、经皮氧分压（$TCPO_2$）
	创面情况	创周局部微循环、创面细菌培养积分、伤口分泌物细菌情况、菌落感染情况（计数）、单一感染/混合感染
	生化指标	炎性因子［C反应蛋白（CRP）、超敏C反应蛋白（Hs-CRP）、白介素 -10（IL-10）、白介素 -8（IL-8）、白介素 -6（IL-6）、基质金属蛋白酶9（MMP-9）、肿瘤坏死因子 α（TNF-α）］、免疫5项［免疫球蛋白M（IgM）、免疫球蛋白G（IgG）、免疫球蛋白A（IgA）、补体C3、补体C4］、凝血四项［部分活化凝血酶原时间（APTT）、凝血酶时间（TT）、纤维蛋白原（FIB）、血浆凝血酶原时间（PT）］、血脂［甘油三酯（TG）、总胆固醇（TC）、高密度脂蛋白（HDL-C）、低密度脂蛋白（LDL-C）］、肝肾功能［肌酐（Cr）、尿白蛋白排泄率（UAE）、谷丙转氨酶（ALT）］、血常规［白细胞（WBC）、血小板（PLT）］、尿常规［24小时尿蛋白定量（24hUPQ）、24小时尿糖定量（24hUGQ）］、6-酮 - 前列腺素 Fla（6-K-PGFla）、单核细胞趋化蛋白 -1（MCP-1）、环氧合酶 -2（COX-2）、糖基化终末产物（AGEs）

（2）指标频次

排位前 16 的结局指标分别为临床总有效率、踝肱指数（ABI）、溃疡面积、中医证候积分、纤维蛋白原（FIB）、空腹血糖（FBG）、血浆黏度（PV）、C 反应蛋白（CRP）、糖化血红蛋白（HbAlc）、餐后 2 h 血糖（2hPG）、创面愈合时间、甘油三酯（TG）、中医证候疗效、总胆固醇（TC）、经皮氧分压（TCPO$_2$）、中医症状积分（表 6-6）。

表 6-6　使用频率前 16 位的结局指标

No.	结局指标	频次	百分比
1	临床总有效率	61	12.98
2	踝肱指数（ABI）	24	5.11
3	溃疡面积	21	4.47
4	中医证候积分	14	2.98
5	纤维蛋白原（FIB）	12	2.55
6	空腹血糖（FBG）	10	2.13
7	血浆黏度（PV）	8	1.70
8	C 反应蛋白（CRP）	7	1.49
9	糖化血红蛋白（HbAlc）	7	1.49
10	餐后 2 h 血糖（2hPG）	6	1.28
11	创面愈合时间	6	1.28
12	甘油三酯（TG）	6	1.28
13	中医证候疗效	6	1.28
14	总胆固醇（TC）	6	1.28
15	经皮氧分压（TCPO$_2$）	5	1.06
16	中医症状积分	5	1.06

中医药临床疗效评价方法

（3）指标组合使用

在结局指标选择时，有 20 个研究同时使用临床总有效率、踝肱指数（ABI）；17 个研究同时使用临床总有效率、溃疡面积；2 个研究同时使用临床总有效率、踝肱指数（ABI）、溃疡面积（表 6–7）。

表 6–7　指标组合使用

组合	指标	频次	百分比
2 个指标组合	临床总有效率，踝肱指数（ABI）	20	17.1
	临床总有效率，溃疡面积	17	14.5
	临床总有效率，中医证候积分	12	10.3
	临床总有效率，纤维蛋白原（FIB）	10	8.5
	临床总有效率，血浆黏度（PV）	8	6.8
	临床总有效率，空腹血糖（FBG）	7	6.0
	临床总有效率，C 反应蛋白（CRP）	5	4.3
	临床总有效率，糖化血红蛋白（HbAlc）	5	4.3
	踝肱指数（ABI），纤维蛋白原（FIB）	5	4.3
	踝肱指数（ABI），中医证候积分	4	3.4
	踝肱指数（ABI），空腹血糖（FBG）	4	3.4
	踝肱指数（ABI），血浆黏度（PV）	4	3.4
	溃疡面积，中医证候积分	4	3.4
	临床总有效率，餐后 2 h 血糖（2hPG）	3	2.6
	溃疡面积，空腹血糖（FBG）	3	2.6
	踝肱指数（ABI），溃疡面积	2	1.7
	踝肱指数（ABI），C 反应蛋白（CRP）	2	1.7
	溃疡面积，纤维蛋白原（FIB）	2	1.7

组合	指标	频次	百分比
3个指标组合	临床总有效率，踝肱指数（ABI），纤维蛋白原（FIB）	4	21.1
	临床总有效率，踝肱指数（ABI），血浆黏度（PV）	4	21.1
	临床总有效率，踝肱指数（ABI），中医证候积分	3	15.8
	临床总有效率，踝肱指数（ABI），空腹血糖（FBG）	3	15.8
	临床总有效率，踝肱指数（ABI），溃疡面积	2	10.5
	临床总有效率，踝肱指数（ABI），糖化血红蛋白（HbAlc）	2	10.5
	临床总有效率，踝肱指数（ABI），C反应蛋白（CRP）	1	5.3

（4）测量时点

排除安全性事件指标域中不良反应这个结局指标，频次排位前5的结局指标测量时点如下。①临床总有效率：61个研究选取总有效率作为结局指标，59个研究报告了共16个测量时点，另有2个研究按照糖尿病足分级和治疗时间设定了不同的测量时点，时间范围从14～90天，2个研究未报告测量时点。②踝肱指数（ABI）：24个研究选取踝肱指数（ABI）作为结局指标，23个研究报告了8个测量时点，时间范围3～6周。1个研究未报告测量时点。③溃疡面积：21个研究选取溃疡面积作为结局指标，共报告了6个测量时点，时间范围14～84天。④中医证候积分：14个研究全部报告了测量时点，测量时点共6个，时间范围14～60天。⑤纤维蛋白

中医药临床疗效评价方法

原（FIB）：12 个研究选取纤维蛋白原（FIB）作为结局指标，共报告了 7 个测量时点，时间范围 4 周～3 个月（表 6-8）。

表 6-8　使用频率前 5 的结局指标测量时点统计

结局指标	时间	频次	百分比
临床总有效率	治疗 2 周后	3	4.92
	治疗 20 天后	2	3.28
	治疗 3 周后	1	1.64
	治疗 4 周后	18	29.51
	治疗 1 个月后	11	18.03
	治疗 6 周后	2	3.28
	治疗 45 天后	2	3.28
	治疗 8 周后	9	14.75
	治疗 2 个月后	4	6.56
	治疗 3 个月后	5	8.20
	治疗 I 级 4 周、II 级 6 周、III 级 8 周、IV 级 12 周后	1	1.64
	治疗 15 天 /30 天 /45 天后	1	1.64
	未说明	2	3.28
踝肱指数（ABI）	治疗 3 周后	1	4.17
	治疗 4 周后	7	29.17
	治疗 1 个月后	1	4.17
	治疗 6 周后	3	12.50
	治疗 8 周后	5	20.83
	治疗 60 天后	2	8.33
	治疗 12 周后	2	8.33

结局指标	时间	频次	百分比
	治疗 3 个月后	1	4.17
	治疗 Ⅰ 级 4 周、Ⅱ 级 6 周、Ⅲ 级 8 周、Ⅳ 级 12 周后	1	4.17
	未说明	1	4.17
溃疡面积	治疗 14 天后	2	9.52
	治疗 28 天后	10	47.62
	治疗 30 天后	3	14.29
	治疗 45 天后	2	9.52
	治疗两个月后	1	4.76
	治疗 12 周后	2	9.52
	治疗 1 天 /10 天 /20 天后	1	4.76
中医证候积分	治疗 14 天后	2	14.29
	治疗 20 天后	1	7.14
	治疗 4 周后	7	50.00
	治疗 6 周后	1	7.14
	治疗 8 周后	2	14.29
	治疗 60 天后	1	7.14
纤维蛋白原（FIB）	治疗 4 周后	4	33.33
	治疗 30 天后	2	16.67
	治疗 6 周后	1	8.33
	治疗 8 周后	2	16.67
	治疗两个月后	1	8.33
	治疗 12 周后	1	8.33
	治疗 3 个月后	1	8.33

四、讨论

本次研究共纳入 72 个 RCTs，初步统计了各个 RCT 所采用的结局指标及其使用频次，多个指标组合使用以及指标测量时点等情况，发现结局指标的选择和使用存在以下问题：

指标选择差异性较大，组合使用随意性较大。纳入的 72 个 RCTs 中，共包含 204 个结局指标，单个研究中使用的指标数最少为 2 个，最多为 22 个，平均使用 3 个结局指标。不同研究间同时使用的指标区别较大，同时使用 2 个或者 3 个指标的情况较多。表明各研究对于糖尿病足应选用的结局指标没有统一、规范的认识，对结局指标的选择有较大的随意性。

指标表达不规范，对一些非实验室检查的指标、非指南推荐或临床公认的指标以及部分自拟指标名称没有解释说明。例如，创面深度及创面深度积分，两者异同无法直观地从名称判断，研究原文也未提供详细的解释。

指标缺乏规范的测评标准。部分研究选择了一些较为相似的指标，如创面愈合情况、创面愈合积分等，但并未说明如何测量该指标，无法判断是否为同一指标，对合并计算造成一定困难，研究结果存在一定异质性问题。

指标测量时点差异大，对严重程度不同的糖尿病足患者没有进行测量时点的区分，对疗程较长的患者没有及时进行指标测量。如，61 个研究采用临床总有效率作为结局指标，其中 59 个研究报告了 12 个测量时点，时间跨度从 2 周到 3 个月，仅有 2 个研究分别按照患者的严重程度和固定时间段设立了不同的测量时点。表明临床研究对糖尿病足结局指标的测量时点重要性认识不足，按照常规对治疗前后进行评价，没有因人和因时而异地进行评估。

指标缺乏中医药特色。绝大部分研究采用中间指标，缺乏重大终点事件指标，而且对中医证候 / 症状、生活质量、远期预后等能够体现中医药特色的结局指标选择较少。

本次研究纳入文献多为单中心、小样本，选取中药作为干预措施的临床随机对照试验，研究类型较为单一，样本的代表性存在局限性。下一步会扩大纳入不同类型干预措施的研究，以便为临床研究提供更广泛、准确的数据。

中医药治疗糖尿病足临床试验的结局指标存在较多问题，影响临床研究的质量和结果的价值。因此，中医药治疗糖尿病足核心指标集的研制迫在眉睫。从本次研究的结果来看，中医药治疗糖尿病足的临床研究采用频次排位前 16 位的结局指标大多为实验室指标如纤维蛋白原、血浆黏度等，对国际一些临床研究普遍采用的溃疡愈合率、溃疡愈合时间、感染率、严重不良事件等结局指标使用频次较低。

制定中医药治疗糖尿病足的核心指标集，应尽量纳入高质量临床研究，对今后研究才有指导意义。做好临床试验的顶层设计，选取恰当的结局指标，将有利于二次研究的统计分析。做临床需要、科学规范、透明可用和高效转化的研究，减少研究浪费，将有助于推动中医药临床研究质量提升。

第五节 中医药临床评价核心指标集研究案例

以正在进行中的糖尿病足中医临床评价核心指标集研究为例，列举中医药临床评价核心指标集研制流程，以供研究者参考、借鉴。

一、研究目的

本课题针对中医药治疗糖尿病足临床研究结局指标选择不一致、不规范、不公认及报告不全等情况，采用文献研究、半结构化访谈、德尔菲法及专家共识的研究方法，建立具有共识性、科学性、规范性和符合中医药特点的中医药治疗糖尿病足临床研究核心指标集，以规范相关临床研究结局指标报告情况，从而提高临床研究质量及实用性。

二、研究注册

中医药治疗糖尿病足临床研究核心指标集已在 COMET 数据库完成注册。

三、伦理审查

本研究已被中国中医科学院西苑医院伦理委员会批准（2020XL013-2）。

四、成立研究小组

本研究小组由 6 人组成，包括糖尿病足专家 3 名、方法学专家

2 名、研究生 1 名。小组成员主要负责对研究过程中的问卷设计、完善，结果分析及指标取舍等问题进行商讨和确定。

五、技术路线

研究技术路线见图 6-3。

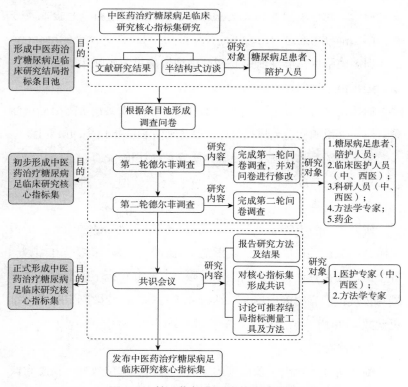

图 6-3　核心指标集研究技术路线图

六、研究内容

（一）糖尿病足中医临床评价核心指标集条目池建立

1. 文献研究

本研究采用文献研究的方法，目的是获取现有糖尿病足中医临床研究结局指标条目。研究总体分为两个部分：第一部分为通过文献检索，对已发表的相关文献进行系统评价，进行信息提取及分析；第二部分为通过对中国临床试验注册中心网站（www.chictr.org.cn）和美国临床试验注册中心网站中糖尿病足中医临床研究进行检索，进行信息提取及分析。

通过两部分的研究，完成以下任务：①形成文献研究结局指标条目池；②说明构建糖尿病足中医临床研究核心指标集的必要性。

（1）中医药治疗糖尿病足临床研究系统评价

1）资料与方法

①纳入标准

研究类型为 RCT。研究对象为符合糖尿病足诊断的患者。干预措施：中成药（口服药物、注射剂）、汤剂（经方、时方、自拟方）等中医药相关疗法；对照措施不做限制。结局指标不做限制。文献撰写较规范，有明确的诊断、纳入、排除标准，疗效判定标准，每组例数≥30 例，结局指标≥2 个。

②排除标准

临床研究治疗组干预措施为针灸、推拿、穴位敷贴、情志和饮食护理、西医等方法；研究对象为糖尿病足合并其他疾病，如合并低蛋白血症、神经病变、下肢动脉闭塞等；研究主要目的为评估药物作用机制或药代动力学等临床基础研究；会议论文。

③文献检索

计算机检索中国期刊全文数据库（CNKI）、万方数据库（Wanfang）、中国生物医学文献数据库（SinoMed）、PubMed、Cochrane Library、Web of Science 和 EMbase 数据库。检索时间为建库到 2020 年 4 月 30 日。检索式以 CNKI 为例：（SU="糖尿病足" OR SU="糖尿病肢端坏疽" OR SU="足溃疡" OR SU="糖尿病坏疽" OR SU="足部溃疡"）AND（SU="中医药"）AND FT="随机"。

④文献筛选与资料提取

由 2 位研究者严格按照纳入、排除标准独立筛选文献、提取资料，并交叉核对，如有分歧，经讨论解决或咨询第三方协商解决。提取的信息包括：标题、第一作者、发表杂志、作者单位等；研究的特征：例数、病程、中医证型等；干预措施：药物名称、疗程等；结局指标名称、测量方法、测量时点。

⑤统计分析

使用 Excel 2010 建立文献数据库，计数资料采用频数（%）表示。对纳入研究的指标使用次数、指标组合使用情况及指标测量时点进行频次统计。

2）结果（详见以上章节）

72 个研究共纳入 204 个结局指标，单个研究结局指标最少为 2 个，最多为 22 个，平均单个研究使用结局指标数为 3 个。

（2）中医药治疗糖尿病足临床注册研究方案分析

1）资料与方法

①检索方法

分别在中国临床试验注册中心网站（www.chictr.org.cn）和美国临床试验注册中心网站（clinicaltrials.gov）检索，检索时间从建库到 2020 年 5 月 6 日，检索词为糖尿病足、糖尿病足溃疡、diabetes foot、diabetic foot 等。

② 纳入标准

研究内容：糖尿病足预防、治疗、康复等相关研究；干预措施：试验组使用中成药、方剂、针灸、推拿、饮片或中医外治等，对照组不限；研究类型：不限；结局指标：不限。

③ 排除标准

排除证候学调查研究。

④ 数据提取

分别由两名研究者独立阅读注册信息，根据纳排标准排除不符合标准的研究，并进行交叉核对，对确定纳入的研究分别独立进行资料提取，并再次交叉核对，过程中如遇到分歧，经共同讨论决定。资料提取采用预先设计好的 Excel 表格进行提取，主要内容包括：注册号、研究题目、研究设计、注册时间、申办方、研究对象、干预措施、样本量、经费来源、结局指标、伦理审查、知情同意、疗程等。

⑤ 数据分析

对注册研究内容进行整理，对提取的结局指标进行相应的合并及分类，并进行描述性分析。

2）结果

① 结局指标

12 个注册研究共纳入 47 个结局指标，仅有 5 项研究说明具体疗程，6 项研究说明评价时间点，其余研究未提及疗程及评价时间。仅有两项研究在结局指标中提及相应的测量方法。

② 指标现存问题

通过对注册研究中结局指标进行分析，主要存在以下几个问题：结局指标维度不够全面；结局指标名称不一致，定义不清晰；

缺乏评价时点的描述；缺乏体现中医药疗法客观疗效和优势的指标；结局指标未描述测量方式及工具，可能导致异质性。

2. 半结构化访谈

（1）方法

1）访谈患者：中国中医科学院西苑医院、北京中医药大学东直门医院、天津中医药大学第二附属医院血管外科或内分泌科糖尿病足患者及陪护人员。

2）患者诊断标准：符合糖尿病足诊断标准。

3）纳入标准：①诊断为糖尿病足的患者；②年龄在75岁以下；③患者自愿参加研究，并签署知情同意书。

4）排除标准：①合并有其他严重疾病，病情严重不适合参加研究者；②有严重的心理或精神类疾病，无法正常交流者。

5）计划访谈对象数量：访谈的目的是达到饱和度，根据其他研究经验，30名研究对象基本可以达到饱和度，但如果最终访谈中出现有新的观点，访谈的样本量需要增大。

6）患者/陪护人员招募：向患者解释研究内容及目的，获得患者知情同意后，再进行访谈，访谈时先采集个人基本信息。

7）半结构化访谈提纲：根据研究主要目的，形成访谈的初步提纲。2名访谈员在访谈前向受访者介绍访谈的目的及内容，征得同意并签署知情同意书，根据预先设计的访谈提纲对受访者进行访谈，访谈时间控制在20～30分钟，访谈员在访谈过程中认真倾听受访者的叙述，鼓励受访者充分表达观点和感受，可根据实际情况灵活调整题目提问的方式和顺序，并进行适当的延伸，可在访谈过程中使用"您能详细描述一下吗？"这种类型的问题进行适当合理地引导。访谈中做好记录，并在访谈结束后尽快整理访谈内容，保证访谈资料的完整性和真实性。在访谈时需要收集受访者的基本信息，包括确定受访者身份、年龄、性别、联系电话等。并询问以下几个问题：

①询问患者：请问您是什么时候被诊断为糖尿病足的，您被诊断为几级糖尿病足？

询问陪护人员：请问您陪护的患者是什么时候被诊断为糖尿病足的，被诊断为几级糖尿病足？

②询问患者：请问患糖尿病足给您带来了哪些不便／不舒服？

询问陪护人员：请问您陪护的患者患糖尿病足后带来了哪些不便／不舒服？

③询问患者：请问您希望能够达到什么治疗效果？

询问陪护人员：请问您希望陪护的患者能够达到什么治疗效果？

a）从症状上您希望达到什么效果？

b）从功能上您希望达到什么效果？

c）从生活质量、社会心理方面您希望达到什么效果？

d）长期预后上您希望能达到什么效果？

8）质量控制

访谈前对访谈员进行统一培训，使其准确理解访谈目的、内容及问题含义，并进行预访谈，以使访谈员熟悉访谈内容，提高沟通交流水平。培训内容包括对访谈提纲内容的解读，提问流程的确定，提问话术及方法、注意事项等内容。

9）半结构化访谈数据处理：在受访者同意的前提下对访谈内容进行录音，每个访谈结束后将录音转化为文字，由两名研究者逐字阅读，对访谈中提及的结局指标进行提取。

（2）结果

通过访谈在受访者同意下录音后，两名研究者分别对录音进行文字转化，并提取结局指标相关信息，通过合并整理后，共获取了15 个节点，然后通过与文献研究结果比对后，最终补充结局指标为：不再复发及改善情绪两个指标。

3. 形成糖尿病足中医临床研究结局指标域

通过小组讨论及专家访谈，确定符合糖尿病足中医临床研究特色的指标分类方式，并对指标进行合并整理，最终形成糖尿病足中医临床研究结局指标域。

（二）糖尿病足中医临床评价核心指标集形成

1. 德尔菲调查

（1）方法

1）利益相关群体选择

德尔菲调查选择的利益相关群体包括糖尿病足相关专业的中医、中西医、西医临床医生，中医、中西医结合、西医临床研究者，药企，方法学专家。

2）利益相关群体样本来源

目前德尔菲调查中没有标准的样本量计算方法，故本研究采用天津中医药大学循证医学中心对数量规模提出的建议：第一轮专家总数在 100 名左右，第二轮计划纳入第一轮参与的专家，计划在 50名左右。

3）德尔菲调查专家纳入标准

①临床医生、临床研究者：糖尿病足相关专业，中级以上职称，具有 5 年以上临床或科研工作经历。其中中级职称不少于30%，高级职称不少于 50%。

②方法学专家：高级职称。

③基础研究专家：高级职称，具有糖尿病足相关研究经验。

中医药临床疗效评价方法

④药企研究人员：医学相关背景，至少有 5 年以上糖尿病足药物研究工作经验。

⑤自愿参加研究。

⑥均无地域限制。

4）制作中医药治疗糖尿病足临床研究核心指标集调查问卷

在前期文献研究、半结构化访谈的基础上，初步形成了中医药治疗糖尿病足临床研究结局指标的条目池。设计问卷分为三部分：第一部分以简明的语言介绍本研究的背景、目的及意义、时间等情况；第二部分为专家一般情况调查，包括姓名、年龄、学历、工作岗位、工作年限、职称；第三部分为指标的重要程度评分，在评分结尾部分添加一个开放性问题，由专家提出修改、补充等建议并说明理由；第四部分为专家自评对研究的熟悉程度、打分的判断依据。

专家赋值依据：问卷指标重要程度打分采用德尔菲法中最普遍应用的 GRADE 工作组推荐的 9 分 Likert 评分系统：1 ～ 3 分表明不重要，4 ～ 6 分表明重要，7 ～ 9 分表明非常重要。课题参与情况赋值：承担过 0.8，参与过 0.6，了解过 0.4，不了解 0.2；熟悉程度赋值：分为不熟悉、不太熟悉、一般、较熟悉、很熟悉，其系数分别为 0.2、0.4、0.6、0.8、1.0。判断依据赋值为：基于实践经验 0.8，基于理论分析 0.6，基于国内外进展 0.4，基于直观感觉 0.2。

5）德尔菲调查轮次

德尔菲调查预计进行 2 轮，若 2 轮过后，共识程度不高，则进行第三轮调查，直至达成共识标准。

①第一轮专家调查

向专家以网络电子问卷的形式发放问卷，请专家按时填写并返回。调查需要分析的内容包括：发送、完成问卷的数量，不同利益

168

相关群体完成问卷情况，问卷完成比例，所有结局指标评分结果，不同利益相关群体对结局指标的评分结果。第一轮调查结束后，结果中有超过 10% 的专家或至少有一个利益相关群体中超过 10% 的专家认为重要的结局指标则进入到第二轮德尔菲调查。问卷中开放性问题所补充的条目直接进入第二轮德尔菲调查。

②第二轮专家调查

对第一轮问卷结果进行统计分析后制定出第二轮问卷，并附上一轮结果分发给第二轮调查专家，请专家对各个结局指标再次进行打分，回收问卷后对结果进行汇总、统计分析，根据分析结果的共识程度判断是否需要进行第三轮调查。

6）统计方法与指标

德尔菲调查结果录入 Excel，并建立数据库，利用 SPSS 软件进行数据分析。

①专家积极系数：通过专家问卷回收率来判断，即为回收份数占发放数的百分比。积极系数大于 50% 为进行分析和报告的基本条件，大于 70% 为积极程度非常高。

②专家权威程度系数：即为专家的自评价，通过计算专家对问卷内容熟悉度和打分依据的算术平均数来判断。熟悉程度计分情况为：很熟悉计 1 分，熟悉计 0.8 分，较熟悉计 0.4 分，不太熟悉计 0.2 分，不熟悉计 0 分。打分依据为多选选项，分值情况为：基于临床经验 0.3 分，基于理论分析、国内外进展或参考文献均为 0.2 分，基于直观感觉计 0.1 分。一般认为专家权威系数大于等于 0.70 说明信度较好。

③专家意见的协调程度

协调度指标由变异系数（CV）和协调系数（W）组成。CV 是代表评价波动大小的重要指标，其计算公式为标准差除以均数，系数越小，说明专家对条目的重要性评价分歧越小。一般变异系数＞0.25，认为专家对指标的重要性评价存在较大的分歧，一致性较差。

协调系数（W）又称肯德尔系数，取值在 0 ～ 1 之间，值越大表明全部专家的协调程度越好，反之，则表示专家意见的协调程度越低。协调系数再进行显著性检验（χ^2 检验），在 95% 的置信度下，若 P ＞ 0.05，则认为专家意见在非偶然协调方面将是不足置信的协调，评估结论的可信度差，评价结果不可取，反之 P ≤ 0.05，则认为评价结果可信。

④专家意见的集中程度：专家意见的集中程度用均数（M）和满分频率（K）来表示，均数越大说明指标的重要性越高，满分频率越大说明对该指标赋值满分的专家比例越大，该指标也更重要。

⑤专家意见汇总：本研究每轮调查采用界值法筛选指标，均数、满分频率的界值计算方法为均数减标准差，得分大于界值的指标入选下一轮；变异系数界值计算为均数加标准差，得分小于界值者入选。为防止重要指标被删除，规定在以上三个指标中三个均不满足者删除，有一或两个指标不满足者，由课题小组讨论后决定是否删除。

2. 共识会议

完成两轮德尔菲调查后，进行共识会议。共识会议参与专家包括中医专家、西医专家、护理人员及方法学专家，人数至少 30 人，要求都具有高级职称。参与者可是完成德尔菲调查的专家，也可以是未参加过德尔菲调查的专家。

共识会议采用名义群体法。确定会议时间、地点、参会人员及记录人员，由会议秘书带领阅读前期文献研究、半结构化访谈及德尔菲调查结果，并陈述共识条目，参会人员均独立填写投票单。结果统计，超过 70% 的专家认为非常重要（7 ～ 9 分）且少于 15% 的认为非常不重要（1～3分）的指标就认为对结局指标达成共识并纳入核心指标集。

共识会议内容如下：①报告中医药治疗糖尿病足临床研究核心指标集的研究方法及结果。②请专家根据研究结果，依次讨论达成共识和未达成共识的结局指标，并推荐最终的核心结局指标集。③根据拟纳入核心结局指标的指标，讨论是否可推荐结局指标的测量工具及方式。

3. 发布中医药治疗糖尿病足临床研究核心指标集

共识会议后，请专家确定中医药治疗糖尿病足临床研究核心指标集，并与相关的系统评价小组、临床指南制定者、医护人员、期刊编辑、临床试验伦理委员会和临床试验注册机构合作，通过行业学会和 COMET 平台发布，以促进核心指标集在更广的范围内得到认可和应用。

第六节　新型冠状病毒肺炎临床评价核心指标集研究案例

自从新型冠状病毒肺炎（COVID-19）疫情爆发以来，已有数百个临床试验方案完成注册且部分临床试验已经开始实施招募患者。截至 2020 年 2 月 20 日，在 www.chictr.org.cn 和 clinicaltrials.gov 注册平台已有 228 个 COVID-19 临床试验完成注册。然而，这些已经注册的临床试验方案，尤其是方案中涉及的结局指标尚存在一些不足，如大部分的结局指标名称使用不规范，类似研究间结局指标的同质性差、缺乏临床重要性，指标的测量时点不清等。天津中医药大学张俊华研究员核心指标集研究团队开展 COVID-19 临床试验核心结局指标集（COS-COVID）研究，并发布了全球首个 COS-COVID，根据 COVID-19 病情分类，从轻型、普通型、重型、危重型、康复期等 5 个层次分别遴选核心指标，对 COVID-19 临床试验的开展、系统评价 /Meta 分析制作、临床实践指南、证据评价和临床决策具有重要的参考价值。

一、研究方法

本研究按照 COMET 手册及 COS-STAD 执行，研究报告格式参照 COS-STAR 声明中的条目清单，以保证研究与报告过程的透明度及完整性。研究计划已在 COMET 网站（http://www.comet-initiative.org）与中国核心指标集研究中心网站（http://chicos.org.cn）发布。

1. 成立工作组

为了保证 COS-COVID 研究实施的质量和效率，课题组前期成立了一个包含不同利益相关群体的指导小组，小组成员包括西医学、中医学、循证医学、临床药理学、统计学领域专家和医学杂志编辑，共 20 名。专家的选择考虑了相关专业、认知度和地域代表性等，其中临床专家代表均为具有 COVID-19 诊治经验的呼吸及危重医学专家。各利益相关群体的代表专家均参与了 COS-COVID 研究方案设计到共识会议的全过程。此外，本研究还成立了协调小组，负责研究过程的协调和数据分析。

2. 建立指标条目池

计算机检索 2019 年 12 月 1 日至 2020 年 2 月 12 日间在 www.chictr.org.cn 和 clinicaltrials.gov 临床试验注册平台已完成注册的 COVID-19 临床试验方案。纳入评价不同干预措施治疗 COVID-19 确诊患者的临床随机对照试验或非随机对照试验、病例系列研究及队列研究。排除疑似患者的研究、诊断性试验和中医证候学调查研究。由 2 名评价员严格按照纳入与排除标准筛选检索得到试验方案。采用预先设计的 Excel 表格提取数据，包括研究设计类型、干预措施、研究对象、评价指标等内容。其中指标信息涉及指标名称、测量方法、测量时点及数据类型。若有分歧则讨论解决。

将提取的指标信息进行相似性排序，去除重复的指标，对不规范表述的指标进行标准化处理，对同义指标进行合并。该过程由 2 名研究者独立进行，如有分歧则讨论解决。

将纳入的指标归类为临床症状、理化检查、病原学检测、生活质量、重大事件、疾病转归和安全性指标共 7 个指标域。专家组首先对每个指标域的指标进行投票决定是否纳入，75% 以上参

173

与投票的专家认为不必要进入初始清单的指标将被剔除，保留下来的指标经过专家组讨论后形成 COS-COVID 初始指标清单。根据 COVID-19 病情分类，初始指标清单涵盖了 COVID-19 轻型、普通型、重型、危重型和康复期 5 个疾病分型。

3. 共识过程

本研究共进行两轮德尔菲共识。每轮德尔菲调查反馈数据统计后，均进行专家会议对结果进行讨论，确认是否有需要增加或剔除的指标。

（1）确定利益相关群体

为了保证共识过程的效率和质量，本研究邀请了呼吸、重症、中医、循证医学、医学管理和期刊编辑等领域代表参加德尔菲调查。考虑到地域的均衡性，参与调查的专家主要来自中国武汉、天津、北京、江苏、广东、上海、河南、四川，以及意大利、韩国、英国和美国。所有参与者均知情并同意参与本调查。

（2）问卷过程

采用电子调查问卷形式，通过定点发放问卷进行德尔菲调查。调查问卷主要包括两项内容：①对每个指标进行重要性评分；②推荐需要增加的指标。每一轮调查信息反馈后，均需要召开专家组电话会议，对反馈信息进行讨论，确定是否增加、删除或合并指标。由于研究时间紧迫，将要求参与问卷调查的专家在 24 小时内反馈信息。

（3）评分机制

应用 Likert 9 分量表，对指标的重要性进行评分。每一个指标分值设置为 1～9 分，其中 1～3 分为"不重要"，4～6 分为"重要但不关键"，7～9 分为"关键"。每轮德尔菲结束后立即进行数据分析，根据指标的"重要性"排序，保留 75% 以上专家一致认为

"关键"的评分（7～9分）指标。此外，专家建议补充的指标经指导小组讨论后确定是否进入第二轮德尔菲调查。

（4）共识会议

研究邀请完成两轮德尔菲调查的各利益群体优秀代表、临床资深专家代表和指导小组成员参加共识会议。如果某个指标取得了至少75%投票的"关键"评分（7～9分）支持，则认为达成共识，该指标将被推荐到最终的COS。

鉴于研究正处于COVID-19流行的特殊时期，共识会议以电话会议的形式代替现场会议。共识会议主要包括以下5项议程：①报告COS-COVID的研究方法；②报告两轮德尔菲调查的结果；③提出需要讨论的重点内容；④参会者对候选核心指标进行充分讨论；⑤在讨论基础上对指标进行投票表决，再经讨论达成共识，形成COS-COVID。

二、研究结果

检索共获得COVID-19临床试验注册方案107项，其中ChiCTR注册平台84项，Clinicaltrials.gov注册平台23项。通过浏览，78项研究符合纳入排除标准，其中52项研究的干预措施为化学药、生物药等，其余26项研究采用中药及中西结合疗法。

1. 指标池

对纳入方案中涉及的结局指标进行整理合并，得到259个结局指标，共计使用596次。在保证原意不变的情况下对指标名称进行标化和归类，得到132个结局指标，归属7个指标域。COVID-19临床试验指标池详见表6-9。

表 6-9　COVID-19 临床试验方案采用的结局指标

分类（数量）	结局指标
临床症状（25）	体温复常时间；呼吸系统症状缓解率；咳嗽好转时间；咳嗽消失时间；莱赛斯特咳嗽量表；无咳嗽患者比例；不同吸氧途径的使用；呼吸困难缓解 / 消失时间；呼吸困难率；呼吸频率；缺氧发生率；氧疗时间；肺功能恢复时间；呼吸道症状体征；呼吸系统疾病进展频率；呼吸系统症状缓解率；消化道症状消失时间；单项症状消失率；临床缓解时间；临床缓解率；临床症状；临床症状积分量表；临床改善时间（TTCI）；中医证候疗效；中医症状积分
理化检查（28）	胸部 X 线检查；肺部影像学改变；髋关节 CT 和 MRI；胸部影像学检查；肺功能；心功能；血常规；外周血细胞计数；C 反应蛋白；超敏 C 反应蛋白；红细胞沉降率；降钙素原；前降钙素原；炎性细胞因子；血气分析；血氧饱和度；动脉血氧分压（PaO_2）/ 吸氧浓度（FiO_2）；指氧改善率；实验室指标恢复率；淋巴细胞计数；淋巴细胞亚群恢复时间；免疫学指标；CD_4^+、CD_8^+ T 细胞计数；D- 二聚体；凝血常规；心肌酶谱；肌红蛋白；肌酸激酶
病原学检测（3）	病毒核酸检测；病毒学治疗指标；血液样本病毒抗体水平
生活质量（9）	改良 Barthel 指数；健康调查简表评分；焦虑自评量表评分；欧洲五维健康量表评分；日常生活活动能力评定；社会支持评定量表评分；SF-36 量表评分；心理学指标；抑郁自评量表评分
重大事件（11）	病死率；全因病死率；全因死亡率；生存情况；死亡率；临床治疗失败时间；MODS 发生率；ARDS 发生率；器官衰竭序贯评分；器官支持强度；休克发生率

分类（数量）	结局指标
疾病转归（44）	病情明显好转并达到出院标准的患者比例；疾病恢复时间；解除隔离率；病毒核酸检测转阴率；疾病痊愈时间；治愈率；疾病缓解率；病情进展率；病情演变情况；对急救措施的需求；合并其他感染；激素使用率；抗生素使用率；DIC 评分；升压时间；危重型化率；血液透析率；肺表面活性物质使用率；重型化率；重型化时间；转为轻型患者比例；转为轻型的时间；重型患者转为危重型或死亡的比例 / 时间；ICU 入住率；ICU 住院时间（天）；ICU 入住时间；住院时间（天）；插管次数；插管时间；呼吸机参数；机械通气使用率；机械通气时间（天）；机械通气参数；ECMO 持续时间（天）；ECMO 模式和参数；7 分等级量表评分；APACHE II 评分；CURB-65 评分；Murray 肺损伤评分；NEWS2 评分；SOFA 评分；肺 HRCT 评分改善情况；PSI 评分；圣乔治呼吸问卷评分
安全性指标（12）	不良反应；不良事件发生率；严重不良反应发生率；因不良反应停药发生率；并发症发生率；生化指标；肝功能；肝肾功能；肾损害发生率；尿常规；心电图；氯喹血药浓度

备注：TTCI（time to clinical improvement）：临床改善时间；CT（computed tomography）：电子计算机断层扫描；MRI（magnetic resonance imaging）：磁共振成像；SF-36（the medical outcome study 36-item short-form health survey）：健康调查简表；MODS（multiple organ dysfunction syndrome）：多器官功能障碍；ARDS（acute respiratory distress syndrome）：急性呼吸窘迫综合征；DIC（disseminated intravascular coagulation）：弥漫性血管内凝血；ICU（intensive care unit）：重症加强护理病房；ECMO（extracorporeal membrane oxygenation）：体外肺膜氧合；APACHE（acute physiology and chronic health evaluation）：急性生理与慢性健康评分；CURB-65（confusion, uremia, respiratory rate, blood pressure, age ≥ 65 years）：英国胸科协会改良肺炎评分；NEWS（national early warning score）：英国国家早期预警评分；SOFA（sequential organ failure assessment）：序贯器官衰竭评分；HRCT（high resolution CT）：高分辨率 CT；PSI（pneumonia severity index）：肺炎严重指数。

中医药临床疗效评价方法

　　为了提高德尔菲调查效率和质量，5名指导小组的专家对指标池中的指标是否保留进行讨论和投票，最终达成共识，保留58个指标并根据COVID-19轻型、普通型、重型、危重型和康复期进行归类，形成了用于第一轮德尔菲调查的初始指标清单。其中轻型包括17个指标，普通型包括33个指标，重型包括35个指标，危重型包括22个指标，康复期包括6个指标。初始指标清单详见表6-10。

表6-10　第一轮德尔菲调查结局指标清单

分型（数量）	结局指标
轻型（17）	体温复常时间；咳嗽消失时间；呼吸困难消失时间；消化道症状消失时间；TTCI；胸部X线检查；胸部CT；血常规；C反应蛋白；降钙素原；炎性细胞因子；淋巴细胞计数；D-二聚体；病毒核酸检测转阴时间；出院率（符合出院标准）；住院时间（天）；中医症状积分
普通型（33）	体温复常时间；咳嗽消失时间；咳嗽好转时间；呼吸困难消失时间；呼吸系统症状缓解率；消化道症状消失时间；TTCI；胸部X线检查；胸部CT；心肌酶谱；血常规；C反应蛋白；红细胞沉降率；降钙素原；炎性细胞因子；血气分析；血氧饱和度；PaO_2/FiO_2；淋巴细胞计数；CD_4^+、CD_8^+T细胞计数；D-二聚体；凝血常规；全因死亡率；MODS发生率；出院率（符合出院标准）；病毒核酸检测转阴时间；出院时间；重型/危重型化率；ICU入住率；机械通气时间（天）/频次；氧疗时间（天）；中医证候疗效；中医症状积分
重型（35）	体温复常时间；呼吸频率；氧疗时间（天）；临床缓解率（转为普通型或痊愈）；TTCI；胸部CT；血常规；C反应蛋白；红细胞沉降率；降钙素原；炎性细胞因子；血气分析；血氧饱和度；PaO_2/FiO_2；淋巴细胞计数；CD_4^+、CD_8^+T细胞计数；D-二聚体；凝血常规；心肌酶谱；病毒核酸检测转阴时间；全因死亡率；MODS发生率；休克发生率；出院时间；DIC评分；危重型化率；ICU入住率；住院时间（天）；机械通气频次；机械通气时间（天）；ECMO持续时间（天）；NEWS2评分；CURB-65评分；PSI评分；中医证候疗效

续表

分型（数量）	结局指标
危重型（22）	体温复常时间；临床症状缓解率；TTCI；炎性细胞因子；血气分析；血氧饱和度；PaO_2/FiO_2；淋巴细胞计数；CD_4^+、CD_8^+T 细胞计数；凝血常规；病毒核酸检测；MODS 发生率；休克发生率；全因死亡率；ICU 住院时间（天）；住院时间（天）；临床缓解率（转为普通型或恢复）；机械通气时间（天）；ECMO 持续时间（天）；APACHE II 评分；CURB-65 评分；PSI 评分
康复期（6）	胸部 X 线检查；胸部 CT；肺功能；SF-36 量表评分；间质性肺炎发生率；其他后遗症发生率

2. 德尔菲调查

研究邀请了 60 名专家参与第一轮德尔菲调查，最终成功收回 52 份问卷，失访率为 13.3%。根据专家独立投票结果和共识标准，得到轻型关键指标 10 个，普通型关键指标 25 个，重型关键指标 34 个，危重型关键指标 22 个，康复期关键指标 5 个。此外，专家建议在 COVID-19 不同分型中增加体重指数（body mass index，BMI）、血常规、动脉血气分析、B 型钠尿肽（B-type natriuretic peptide，BNP）、心肌梗死指标、重症加强护理病房（intensive care unit，ICU）住院时间和免疫功能等指标。根据投票结果和专家反馈意见，指导小组召开会议对进入第二轮德尔菲调查的指标进行讨论。为提高指标的集中度，对相同指标的不同表达方式再次进行合并调整。最终进入第二轮德尔菲调查的指标包括：轻型 5 个指标，普通型 15 个指标，重型 20 个指标，危重型 15 个指标，康复期 5 个指标。详见表 6-11。

表 6-11　第二轮德尔菲调查结局指标清单

分型（数量）	结局指标
轻型（5）	体温复常（率/时间）；临床症状缓解（率/时间/评分）；淋巴细胞（计数/比率）；病毒核酸检测转阴（率/时间）；出院（率/时间，符合出院标准）
普通型（15）	复合事件发生率（ICU住院、MODS、休克、死亡、重型或危重型化）；全因死亡率；出院（率/时间，符合出院标准）；病毒核酸检测转阴（率/时间）；胸部CT；住院时间（天）；机械通气（频次/率/时间）；血氧饱和度；PaO_2/FiO_2；C反应蛋白；炎性细胞因子（TNF-α、IL-1β、IL-6、IL-8）；淋巴细胞（计数/比率）；免疫功能指标；临床症状缓解（率/时间/评分）；体温复常（率/时间）
重型（20）	全因死亡率；住院时间（天）；复合事件发生率（ICU住院、MODS、休克、死亡、危重型化）；病毒核酸检测转阴（率/时间）；淋巴细胞（计数/比率）；免疫功能指标；炎性细胞因子（TNF-α、IL-1β、IL-6、IL-8）；机械通气（频次/率/时间）；血氧饱和度；PaO_2/FiO_2；NEWS2评分；CURB-65评分；PSI评分；SOFA评分；DIC评分；胸部CT；临床症状缓解（率/时间/评分）；体温复常（率/时间）；呼吸频率；C反应蛋白
危重型（15）	全因死亡率；休克发生率；ICU住院时间（天）；住院时间（天）；血氧饱和度；PaO_2/FiO_2；机械通气时间（天）；APACHE II评分；CURB-65评分；PSI评分；SOFA评分；淋巴细胞（计数/比率）；病毒核酸检测转阴（率/时间）；体温复常（率/时间）；ECMO持续时间（天）
康复期（5）	胸部CT；肺功能；SF-36量表评分；间质性肺炎发生率；其他后遗症发生率

　　第二轮德尔菲调查邀请22名专家参与，其中大部分专家为参与COVID-19抗疫一线的临床专家。24小时内共收回20份问卷，失访率为9.1%。通过对结果进行统计，专家建议在以上共识指标中增加胸部CT、呼吸频率、血气分析、APACHE II评分、乳酸和

心理测试指标。基于第二轮德尔菲调查结果，指导小组召开电话会议，讨论并确认最终进入共识会议的候选指标。经讨论，指导小组专家一致同意重型增加 APACHE Ⅱ 评分，危重型剔除 CRUB-65 评分、ECMO 持续时间，康复期将其他后遗症发生率和间质性肺炎发生率合并为后遗症发生率。最终形成的共识会议指标清单包括：轻型 4 个指标，普通型 8 个指标，重型 16 个指标，危重型 12 个指标，康复期 4 个指标。详见表 6-12。

表 6-12 共识会议结局指标清单

分型（数量）	结局指标
轻型（4）	体温复常（率 / 时间）；临床症状缓解（率 / 时间 / 评分）；淋巴细胞（计数 / 比例）；病毒核酸检测转阴（率 / 时间）
普通型（8）	复合事件发生率（ICU 住院、MODS、休克、死亡、重型或危重型化）；住院时间（天）；病毒核酸检测转阴（率 / 时间）；胸部 CT；血氧饱和度；PaO_2/FiO_2；临床症状缓解（率 / 时间 / 评分）；体温复常（率 / 时间）
重型（16）	全因死亡率；住院时间（天）；复合事件发生率（ICU 住院、MODS、休克、死亡、危重型化）；病毒核酸检测转阴（率 / 时间）；淋巴细胞（计数 / 比例）；免疫功能指标；机械通气（频次 / 率 / 时间）；血氧饱和度；PaO_2/FiO_2；PSI 评分；SOFA 评分；胸部 CT；临床症状缓解（率 / 时间 / 评分）；体温复常（率 / 时间）；呼吸频率；APACHE Ⅱ 评分
危重型（12）	全因死亡率；休克发生率；ICU 住院时间（天）；住院时间（天）；血氧饱和度；PaO_2/FiO_2；机械通气时间（天）；APACHE Ⅱ 评分；PSI 评分；SOFA 评分；病毒核酸检测转阴（率 / 时间）；体温复常（率 / 时间）
康复期（4）	胸部 CT；肺功能；SF-36 量表评分；后遗症发生率

3. 共识会议

共识会议于 2020 年 2 月 24 日举行，共邀请 20 名各领域专家代表参与，包括呼吸及重症医学专家、中医药专家、循证医学专家、临床药理学家、统计学家、医学期刊编辑和临床决策者。参加共识会议的各利益代表群体无利益冲突。共识会议首先由课题组进行两轮德尔菲调查结果的汇报，再由与会专家逐个对每个指标进行讨论共识。

结合德尔菲调查结果，会议专家依据 COVID-19 不同分期的临床表现和疾病转归情况，从指标临床重要性、临床可行性以及指标稳定性等方面进行讨论并匿名投票表决，符合共识的指标将被列入 COS-COVID。最终确立的 COS-COVID 包括：轻型 1 个核心指标（病毒核酸检测转阴时间）；普通型 4 个核心指标（住院时间、复合事件发生率、临床症状积分和病毒核酸检测转阴时间）；重型 5 个核心指标［复合事件发生率、住院时间、动脉血氧分压（PaO_2）/ 吸氧浓度（FiO_2）、机械通气时间和病毒核酸检测转阴时间］；危重型 1 个核心指标（全因死亡率）；康复期 1 个核心指标（肺功能），见表 6-13。

表 6-13　COVID-19 临床试验核心结局指标集（COS-COVID）

分型（数量）	核心结局指标
轻型（1）	病毒核酸检测转阴时间（天）#1
普通型（4）	住院时间（天）#2 复合事件发生率（重型化、危重型化、全因死亡）#3 临床症状积分 #4 病毒核酸检测转阴时间（天）
重型（5）	复合事件发生率（危重型化、全因死亡） 住院时间（天） PaO_2/FiO_2 机械通气时间（天） 病毒核酸检测转阴时间（天）

续表

分型（数量）	核心结局指标
危重型（1）	全因死亡率
康复期（1）	肺功能

备注：

#1. 病毒核酸检测转阴：连续两次痰、鼻咽拭子等呼吸道标本核酸检测阴性（采样时间至少间隔 24 小时）。

#2. 出院标准：①体温恢复正常 3 天以上。②呼吸道症状明显好转。③肺部影像学显示急性渗出性病变明显改善。④连续两次痰、鼻咽拭子等呼吸道标本核酸检测阴性（采样时间至少间隔 24 小时）。

#3. 重型（符合下列任何一条）：①出现气促，RR ≥ 30 次 / 分。②静息状态下，指氧饱和度 ≤ 93%。③动脉血氧分压（PaO_2）/ 吸氧浓度（FiO_2）≤ 300mmHg（1mmHg=0.133kPa），高海拔（海拔超过 1000 米）地区应根据以下公式对 PaO_2/FiO_2 进行校正：$PaO_2/FiO_2×$［大气压（mmHg）/760］。④肺部影像学显示 24 ~ 48 小时内病灶明显进展 >50% 者按重型管理。

#4. 临床症状积分：对发热、咳嗽、乏力、气短、腹泻、体痛等 6 种常见且重要的临床症状进行总分，每一项评分为 0 分（无）、1 分（轻度）、2 分（中度）、3 分（显著性）。

三、讨论

本研究虽是在特殊环境和要求下完成的一个快速的 COS 研究，但全程严格参照 COS-STAD 和 COS-STAR 规范实施与报告。本 COS-COVID 具有及时性和临床重要性。希望 COVID-19 相关临床研究和证据转化研究在方案设计和临床决策时积极采用 COS-COVID。为便于合理使用 COS-COVID，需要说明三点：① COS 是每个临床研究均应该报告的最小的指标集合，但具体的研究根据研究目的不同，可以加设必要的评价指标。② COS 不等于主要疗效指标，不同的研究根据其主要研究目的，可选择某个或几个 COS 指标作为主要疗效指标。③ COS 没有限制干预的疗程和测量时点，但不同研究需在科学性和可行性基础上明确其干预疗程，COVID–19 疗程建议为两周及以上。此外，由于不同的药物可能产生的不良反应不同，因此 COS–COVID 未涉及安全性指标。但是，我们建议研究者报告临床试验中发现的所有不良事件。

　　本研究仍存在一定局限性：①本研究指标池中的指标仅来源于两个临床试验注册库，未邀请临床医生和患者补充相关指标，因此可能存在潜在的重要指标缺失的情况。②由于研究正处新发传染病的流行时期，未邀请患者参与德尔菲调查和共识过程，故病人的意见可能未得到充分反映。③不同利益群体代表数量可能不足，调查专家主要来自中国，地域代表性有一定欠缺。④共识会议以电话会议代替面对面的现场会议，讨论和投票环节受到一定的限制。⑤目前我们对于 COVID–19 转归的认识还不全面，因此相关评价指标及 COS 需要在实践中不断更新完善。此外，我们希望加强与国际相关学术组织交流，推动 COS–COVID 的应用与更新。

参考文献

[1] Paula R Williamson, Doug G Altman, Jane M Blazeby, et al. The COMET（Core Outcome Measures in Effectiveness Trials）Initiative[J]. Trials, 2011, 12（Suppl 1）: A70 .https: //doi.org/10.1186/1745-6215-12-S1-A70.

[2] World Health Organization. WHO handbook for reporting results of cancer treatment [M]. Geneva: WHO Offset Publication, 1979.

[3] Tugwell P, Boers M, Brooks P, et al. OMERACT: an international initiative to improve outcome measurement in rheumatology [J]. Trials, 2007（8）: 38.

［4］Dworkin RH，Turk DC，Farrar JT，et al. Core outcome measures for chronic pain clinical trials：IMMPACT recommendations［J］.Pain,2005 Jan,113(1-2)：9-19.

［5］Kirkham JJ，Gorst S，Altman DG，et al.Core Outcome Set-STAndards for Reporting：The COS-STAR Statement［J］.PLoS Med，2016，13（10）：e1002148.

［6］Kirkham JJ，Gorst S，Altman DG，et al.Core Outcome Set-STAndardised Protocol items：the COS-STAP Statement［J］.Trials，2019，20（1）：116.

［7］Kirkham JJ，Davis K，Altman D G，et al.Core Outcome Set-STAndards for Development：The COS-STAD recommendations［J］.Plos Medicine，2017，14（11）：e1002447.

［8］Junhua Z，Dongmei X，Hongcai S.Developing a Core Outcome Set for Traditional Chinese Medicine for Stable Angina Pectoris［DB/OL］.http：//www.comet-initiative.org/studies/details/391?result=true，2014-01-10/2021-01–06.

［9］张明妍，杨丰文，张俊华，等.核心指标集报告规范:COS-STAR 声明［J］.中国循证医学杂志，2017，17（4）：470-474.

［10］张明妍，杨丰文，张俊华，等.核心指标集报告规范（COS-STAR）介绍［J］.中国循证医学杂志，2017，17（7）：857-861.

［11］张明妍，张俊华，张伯礼.2015 年中药治疗稳定性心绞痛临床试验结局指标文献研究［J］.中国中西医结合杂志，2018，38（2）：191-197.

［12］张明妍，张俊华，杜亮，等.译文：核心指标集研制标准：COS-STAD 推荐［J］.中国循证医学杂志，2018，18（7）：753-757.

［13］张明妍，张俊华，杜亮，等.核心指标集研制规范（COS-STAD）介绍及其在中医药领域应用的思考［J］.中国循证医学杂志，2018，18（4）：392-396.

［14］张明妍，李凯，蔡慧姿，等．临床试验核心指标集研究发展概况及其在中医药领域的关键问题［J］．中医杂志，2021，62（2）：108-113．

［15］王可仪，欧益，刘春香，等．中医药治疗糖尿病足临床研究结局指标分析．中国中药杂志．https：//doi.org/10.19540/j.cnki.cjcmm.20201218.501.

［16］Rui G，Junhua Z，Chunxiang L，et al.Development of a core outcome set for clinical research on the treatment of diabetic foot with traditional Chinese medicine［DB/OL］.https：//www.comet-initiative.org/Studies/Details/1553，2019-12-01/2020-12-06.

［17］Xinyao J，BO P，Junhua Z，et al.Core Outcome Set for Clinical Trials on Coronavirus Disease 2019（COS-COVID）［J］.Engineering（Beijing），2020，6（10）：1147-1152.

第七章
新技术与新方法在中医药临床疗效评价中
的应用

第一节　概述、现状与法规

一、概述及应用现状

1. 网络药理学概述及中医药领域应用现状

网络药理学是基于系统生物学、基因组学、蛋白组学等学科理论，运用高通量组学数据分析、计算机模拟及网络数据库检索等技术，揭示"药物—基因—靶点—疾病"相互作用的网络关系，通过网络关系预测药物的作用机制，评估药物的药效、不良反应等。网络药理学的整体性、系统性和综合性与中药多成分、多靶点、整体性的特点相一致，运用网络药理学方法研究中药作用的分子机制成为中医药现代化研究的重要手段。中药网络药理学的方法包括基于网络的疾病基因预测、药物靶标和药物功能、特定疾病的网络构建、中草药网络构建和"药物－基因－疾病"共模块定量分析。

中药药效物质基础是中药对某种疾病产生作用的全部药效成分的总和。随着网络药理学的发展，运用网络药理学的方法预测中药药效物质基础和作用机制成为一种趋势。中药药性理论包括四气、五味、升降浮沉和归经。网络药理学的发展为中药药性理论研究提供了新的思路。网络药理学可根据中药的寒热属性，酸、苦、甘、辛、咸的特点，升降浮沉及归经理论对其科学内涵进行阐述。中药具有两面性，同时具有疗效和毒性。网络毒理学可以建立"毒性—毒性成分—毒性靶点—效应途径"的相互作用网络，通过分析特定组分的毒理学特性，初步预测毒性物质基础和分子机制。随着网络药理学的发展，网络药理学在阐明中药的药效物质基础和作用机制、中药药性理论、中药的毒性作用机制方面有了突破，为中医药现代化研究提供了基础。

2. 定量药理学概述及中医药领域应用现状

定量药理学（quantitative pharmacology）是利用建模与模拟技术对药动学、药效学、机体功能、疾病机理和试验进程等信息进行定量化研究的一门学科，可以通过各种定量手段和方法，量化药物、疾病和患者三者之间的关系，解释和预测药物在体内的动力学和药效学行为，量化药理、疾病进程和辅助临床试验设计。定量药理学是科学的一个分支，用生物、药理、疾病、生理的数学模型来描述和量化外源化学物和病人之间的相互作用（有效性和安全性）。定量药理学的主要领域涉及暴露–反应模型、群体药物代谢动力学、生理药物动力学和疾病模型等。

（1）暴露–反应模型

暴露–反应（exposure–response）模型与传统的药动学–药效学模型（pharmacokinetics–pharmacodynamics modeling，PK–PD）概念相当。其中暴露指通过药物使用剂量、药时曲线和相关非房室模型参数（如药时曲线下面积、最大血药浓度、半衰期等）阐述药物在机体的影响下产生的变化过程。反应（response）是指药物对机体的作用，主要为药物有效和安全两个方面的测量。暴露–反应模型除了能够研究药动学的反应时间–浓度关系和药效学的浓度–效应关系之外，也能通过药动学–药效学模型，研究剂量–浓度–效应三者之间的关系。通过该模型阐明药物的体内代谢过程，对药物的安全性和有效性进行探索。

（2）群体药物代谢动力学

群体药物动力学模型（population pharmacokinetics modeling，

PPK）是建立在经典的药动学模型基础上，结合群体统计学模型，观测病人群体的药物动力学和药效动力学的整体特征，分别评估个体间和个体内的变异，建立具备更高估算精度的一般性模型。群体药物代谢动力学可以对稀疏数据进行建模，同时可以合并不同来源、不同类型的数据。

（3）生理药物代谢动力学模型

生理药物代谢动力学模型是基于人体解剖生物学、物理化学和生物化学等，并整合外源物质的理化性质，及其体内的吸收、分布、代谢和排泄的信息，通过建模对化合物在生物体内的动力学过程进行模拟与预测。

（4）疾病进程模型

疾病进程模型通常与药动学、药效学模型联用，建立疾病－药物－临床试验的定量模型，通过生物标志物或临床节点时的状态来反映个体疾病的进程，采用数学模型描述在自然情况下个体疾病随时间变化的过程，根据疾病进程发生的药物效应对疾病进行治疗。

定量药理学可用于研究药物代谢相关参数和影响因素、指导临床用药剂量、特殊群体（如老人、婴儿等）的研究。定量药理学模型作为一种可靠的预测工具也逐步被应用于中药研发中，可提高中药临床研究开发效率、保障中药临床使用的安全有效。辨证论治是中医理论体系的重要理论，有学者提出 PPK 和 PD 模型可通过中医症状来明确中医药适用的证候群体。有学者将强骨胶囊中的柚皮苷作为 PK 标志物进行了 PPK 建模研究，将肾阳虚、肝肾阴虚、年龄、身高、血尿素氮、血清肌酐、丙氨酸氨基转移酶、天冬氨酸氨基转移酶和高脂血症作为协变量纳入基础模型，结果发现肾阳虚患者中柚皮苷的 PK 具有显著变化。研究人员以气虚、阴虚、血滞的人群为研究对象，使用基础结构模型描述芘麝丸入血后的相关成分，基于人群特征的贝叶斯法估计特定个体参数，建立芪麝丸的PPK 模型。因此结合中医望闻问切的临床诊断指标与群体的 PK 参数建立 PPK 模型，可以进一步推动中药的循证医学研究，为中医的临床判断提供更多科学证据。

3. 组学技术概述及中医药领域应用现状

随着高通量测序技术的不断完善和发展，组学技术日渐完善和成熟，不同组学技术，如代谢组学、蛋白组学、基因组学等可从不同层面揭示生物体的动态变化过程。

（1）代谢组学技术

代谢组学可系统反映生物体内代谢物的构成及变化。代谢组学通过检测样品的代谢图谱，结合化学模式识别方法及统计学分析，量化研究对象的生物代谢规律，找出可能与疾病、药物等扰动因素相关的代谢物，从而达到从整体上把握疾病状态和药物治疗效果的目的。

（2）蛋白组学技术

蛋白质组学技术是基于现代质谱联用技术对蛋白质 / 肽段进行鉴定和定量分析，可反映机体内全部蛋白质的信息。蛋白质组学研究主体为生物大分子并作为疾病诊断标记物。

（3）基因组学技术

基因组学（Genomics）是阐明整个基因组的结构、功能以及相互作用的科学，包括以全基因组测序为目标的结构基因组学、以基因功能鉴定为目标的功能基因组学、比较已知基因组结构的比较基因组学。

中医药在多种疾病治疗中都有显效，其疗效评价除临床症状及理化指标的改善、证候积分的改变，在代谢物水平的变化中也有体现。有大量研究运用组学技术进行了疗效评价机制研究：如从整体代谢表型与代谢标志物角度评价交泰丸可能通过调节神经递质及干预能量调节、调节肠道菌群代谢紊乱发挥干预大鼠失眠的作用；通过检测肾阳虚外感小鼠给予麻黄附子细辛汤后血清代谢产物，发现包括糖代谢、视黄醇代谢、甘油磷脂代谢途径等 13 种生物标志物出现不同程度的变化。芪苓温肾消囊方（黄芪、淫羊藿、茯苓、丹参、苍术等）可用于治疗痰湿型多囊卵巢综合征，通过研究生殖轴及代谢异常的情况，并对治疗前后患者的血清样本进行性激素水平、糖脂水平的检测，发现治疗后患者血清溶源性卵磷脂水平显著升高，提示芪苓温肾消囊方可能是通过干预膜磷脂代谢通路进行脂代谢的调节。随着中医诊疗明确化、可视化发展以及组学技术水平的提升，该技术将会更加广泛地应用于中医药临床评价，有助于中医药的客观化发展。

二、相关法规与指导原则

1. 群体药代动力学研究技术指导原则

2020 年 12 月国家药监局药审中心发布《群体药代动力学研究技术指导原则》，主要基于当前对群体药代动力学研究的理解和认识，提供相关考虑要点和一般的科学性指导，以帮助合理开展和应用群体药代动力学研究。群体药代动力学研究技术指导原则主要包括群体药代动力学适用范围、在临床研究设计中的相关考虑、数据分析、质量控制及附录等内容。合理、定量分析内在因素和外在因素对药物暴露等体内 PK 行为的影响，是药物临床研究的重要部分。通过数据整合、协变量分析和模型模拟，群体药代动力学分析有助于更好地理解药物药代动力学特征，帮助制定后续研究计划，包括为目标人群优化用药策略等。

群体药代动力学的使用有助于对药物的安全性和有效性进行更

高效和真实的评估。该指导原则指出根据群体药代动力学临床试验研究目的，在临床试验设计时应考虑如下几点：①根据临床试验的主要研究目的和群体药代动力学研究目的合理选择研究人群；②在满足临床试验自身主要研究目的基础上，尽可能多地将受试者纳入群体药代动力学研究，以便考察不同受试者特征对药物体内药代动力学行为的影响，优化给药方案；③基于研究目的、临床实际情况、药物作用机制、生理学和临床药理学考虑等进行协变量的筛选；④前瞻性地设计药代动力学采样时间表，以提高群体 PK 分析结果的可靠性；⑤群体药代动力学分析的指标包括体循环中的药物暴露、其他生物样品（如尿液、唾液、脑脊液药物作用靶点器官或组织等）中药物暴露及通过影像学方法量化组织中药物浓度所得到的暴露等；⑥模型评价需考察构建的模型是否可充分描述观测数据的特征，参数估算值是否可靠，基于构建模型的模拟是否能够满足分析需求等；⑦模型模拟需基于分析计划中的模拟方案开展。

　　群体药代动力学在药物临床有效性和安全性评价中具有重要作用。评估群体的变异具有重要意义，随着变异升高，药物的疗效和安全性在部分人群中可能会下降，因此应尽早收集并量化群体的信息以及基于群体药代动力学研究之上的量效关系为临床研究提供参考，进而提高药物的安全性和有效性。

2. 药物相互作用研究技术指导原则（征求意见稿）

　　药物相互作用是指患者体内使用同一种药物同时或在一定时间内先后使用另一种药物后出现的复合效应，结果可使其疗效提高或毒性增大，也可使疗效减低或毒性减轻，临床上期望获得提高疗效和（或）减轻毒性的相互作用，而避免降低疗效和（或）加大毒性的相互作用。药物体内相互作用方式包括药动学相互作用和药效学相互作用，药物相互作用是评价药物安全性和有效性的一部分。

药物相互作用研究技术指导原则（征求意见稿）包括药物相互作用体外评估、药物相互作用临床研究、说明书起草建议及附录等内容，该指导原则对药物相互作用的研究设计、资料分析、研究结果的报告和解释等内容进行了说明，为药物相互作用在药物安全性和有效性评价中的应用提供了指导。

3. 模型引导的药物研发技术指导原则

2020 年 12 月国家药监局药审中心发布《模型引导的药物研发技术指导原则》，旨在引导和规范模型引导的药物研发相关方法的合理使用。模型引导的药物研发技术指导原则包括模型引导的药物研发技术概述、基本理念、建模与模拟在药物研发中的应用、模型分析的数据来源和质量、建模与模拟的实施、监管考虑等内容。基于分析技术和应用场景的不同，常用的模型及分析方法种类包括群体药代动力学模型、药代动力学 / 药效动力学模型、群体药效动力学模型、暴露 – 效应关系模型、基于生理的药代动力学模型、疾病进展模型等。建模与模拟在药物研发及其生命周期管理中的应用涵盖非临床到临床研究及上市后临床再评价的各个阶段。建模与模拟技术可定量描述表征药物的剂量、体内浓度、疗效三者之间的关系，考察相关的影响因素，并对药物治疗效果进行预测，从而更科学、合理地使用药物。依据该指导原则的主要内容，在运用建模与模拟技术对药物疗效进行预测时，应注意模型分析的数据来源和质量、建模与模型评价、模型模拟与应用、研究报告科学解读、全程严格质量控制等要求。

第二节　网络药理学方法在中医药临床疗效
评价中的应用

　　网络药理学是于 2007 年由英国邓迪大学药理学家 Hopkins 首次提出，是基于系统生物学的理论，融合多向药理学、生物信息学、计算机科学等多学科的技术和内容，进行"疾病表型 – 基因 – 靶点 – 药物"等多层次网络的构建，探索药物与疾病间相关性，指导新药研发，阐明药物作用机制，其整体性、系统性及药物成分间相互作用，"多成分 – 多靶点 – 多途径"构建网络，经过拓扑参数分析，以及蛋白相互作用网络图、柱状图、气泡图等可视化，将药物作用于靶点，作用机制以及各生理病理过程等阐明清楚，与中医药特点不谋而合。将其应用于中医药研究中的创新点是基于经典的复方中药、中药材，用于新药研发，以药测病，以传统医学为疾病靶标，挖掘疾病作用机制。其核心技术则是对复杂疾病机制的揭示和预防药物的发现，即已知某中药或中药复方治疗的疾病预测其作用机制和已知药物不知其治疗作用筛选作用机制，从而筛选预防某类疾病的药物或发现药物新的治疗作用。

一、网络药理学的研究思路及分析路线

　　网络药理学是通过各数据库及软件进行高通量分支和整体筛选，先进行药物静态化合物小分子筛选，筛选对应相关靶标蛋白大分子，然后进行蛋白基因筛选，再分支从疾病靶标蛋白基因筛选，再进行整合筛选交集基因，将药物与疾病之间进行基因层面的

联系，最后进行蛋白质相互作用及信号通路，即作用机制研究，从"药物－疾病"两个分支开始，以二者相互作用终止。概括为"以网络为核心，展开网络构建、网络可视化、网络分析技术"整体分析中医药。

　　常用的通过网络药理学预测药物治疗疾病的作用机制，其技术路线一般是先通过中药成分数据库得到活性化合物，再通过化合物靶标关系数据库得到靶标信息，通过基因信息数据库将靶标进行基因注释，将药物靶标蛋白与疾病数据库中的靶标蛋白求交集得到潜在作用靶标，再对潜在作用靶标进行功能分析，将潜在作用靶标与药物分子、疾病、通路等的关系整合，构建一个复杂网络。在此网络中，用连接有效的算法对该网络中的蛋白与药物分子、通路的连接邻近度打分，进行网络拓扑参数分析。然后再通过这些参数筛选出重要节点，从而进行药物作用机制的挖掘。通过总结文献，一般的网络药理学分析路线见图 7-1。

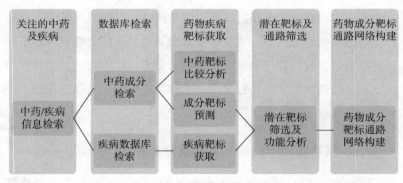

图 7-1　网络药理学分析路线

二、网络药理学在中药领域的应用

中药系统药理学是近年来发展起来的新兴学科，以中医药基本理论为指导来研究疾病的发生机制，从而为治疗复杂疾病提供新的方法和思路，其注重整体观念。系统药理学是从细胞、分子、网络到组织、器官等多种水平来研究药物与人体之间相互作用及其规律和本质的一门学科，其采取实验和理论计算相结合的方法，可以快速筛选有效的药物分子，确定其在人体分子层面的生物靶标，预测药物可能存在的不良反应及其机制，并研究疾病的发生机制，从而达到通过调控细胞内的复杂生物网络来提高药效、降低不良反应和治疗疾病的目的。其在中药多成分、多靶点、多通路、多功能以及中药配伍等方面进行研究，体现了中药中单个成分对应多靶点、多调节信号通路以及多种成分作用同一靶点或信号通路协同作用的特点，从而很好地诠释了中药学整体性。

1. 单味药材作用机制研究

网络药理学是基于系统生物学的理论，对生物系统的网络分析，选取特定信号节点进行多靶点药物分子设计的新学科，其强调对信号通路的多途径调节，提高药物的治疗效果，降低不良反应，从而提高新药临床试验的成功率，节约药物研发费用，使药物设计更趋向合理化，其使用各种数据库和软件可以快速将药物有效成分与疾病作用机制进行预测。其中，徐雅等采用网络药理学研究了车前子的降压作用机制，发现了车前子中有 6 种化学活性成分，对应157 个作用靶点，映射后对应90 个高血压作用靶点，通过 KEGG 通路富集分析，获得了 36 条发挥降压作用的通路信息；马新称等也采用网络药理学研究了钩藤治疗高血压的作用机制，发现钩藤中有 11 个潜在活性成分，29 个作用靶点，6 条信号通路。这两种药材均有降压作用，通过网络药理学研究发现共同活性成分有槲皮素、山奈酚、谷甾醇，共同靶点 PTGS1、PTGS2 等，可发现不同的药材治疗相同的疾病，其药效成分、靶点以及信号通路有许多相似性。

由于网络药理学有着以药测病的特点，研究某些中药治疗疾病的作用机制中可能会发现治疗另一病症或治疗该病症需要诸多途径完成，便可出现治疗新病症的前药或先导化合物。高思佳等采用网络药理学预测葛根解肌退热的作用机制，最后筛选出葛根中有 13 个活性成分、203 个靶点、19 条信号通路。其中部分信号通路与炎症反应有关；李冰涛等同样采用该法对葛根治疗冠心病的作用机制进行研究，结果筛选出 70 个活性成分，18 个作用靶点，及多个生物过程，其中也包括炎症反应，这体现了中药异病同治的特点，而高源等采用网络药理学研究沙苑子的抗炎作用机制，筛选出 11 个活性成分，50 个潜在靶点，261 个生物过程和此型号通路，其中也包括炎症反应，这两种药材在发挥不同药效时均通过炎症反应生物途径，由此可见许多病症都可能与体内有炎症关联，可为抗炎退热提供新思路。

2. 中药配伍作用机制研究

中药配伍须以"君臣佐使、七情、十八反、十九畏"等为原则，配伍药由于成分复杂，多靶点途径协同作用特点，其作用机制探究清楚较困难。张思旋等采用网络药理学研究了"苍术 – 黄柏"配伍药治疗痛风的作用机制，筛选出与痛风治疗相关的"苍术 – 黄柏"药对"活性成分 – 潜在靶点"网络包含 17 个靶点，关键靶点涉及雌激素受体 1，前列腺素内过氧化物合酶 1、2 和磷脂酰肌醇 3–激酶等，KEGG 通路富集分析得到 23 条通路，如肿瘤坏死因子信号通路、破骨细胞分化通路等。初步探究了"苍术 – 黄柏"配伍药治疗痛风的作用机制。正好印证了配伍药应遵循"七情"配伍原则，相辅相成共同作用，张雪竹等采用网络药理学对"白术－茯苓"药对的作用机制进行分析，筛选出 22 个候选化合分子，相应靶点 61个，相关疾病 135 种，度值较高的疾病系统分别为肿瘤 29 种、心血管系统疾病 22 种和神经系统疾病 17 种，这正是网络药理学"以药测病"创新点的典型例子，可将具有多成分、多靶点、多途径协同作用特点的配伍药治疗何种疾病及作用机制进行预测。张松等采用网络药理学对柴胡－白芍异病同治分子机制进行分析，发现柴胡－白芍药中 20 种活性成分、193 个潜在作用靶点、7 个生物过程和 67 条信号通路，预测其对胃肠炎症、神经系统、癌症等多种疾病治疗作用及药效物质基础和分子机制，可见其能阐释柴胡－白芍配伍异病同治的作用机制。采用网络药理学解决了中药配伍复杂化学成分，不明作用机制的问题。

3. 中药复方作用机制研究

由于中药复方有多成分、多靶点、多途径协同作用等特点，因此想要清楚地研究其作用机制较困难，其药效的发挥具有独立性，同时也具有统一性，独立性体现在某种药物成分直接或间接影响或作用某一靶点，其统一性体现在多种成分之间存在协同或拮抗的作用，并以整体性治疗病症，因此引入网络药理学进行整体，多层次、多水平进行研究中药复方，能够明确分析中药复方的治疗途径及治疗机制，并且可以通过网络可视化。其中，阮亦等采用网络药理学研究苋参合剂抗运动性疲劳的作用机制，筛选出 15 种有效成分、172 个作用靶点、17 个生物学过程和 12 个信号通路，为临床研究该合剂的作用机制奠定了一定基础。黄帅等对蒲参胶囊治疗高血脂血症作用机制进行分析研究，筛选出活性成分 75 个，主要作用靶标 261 个，关键靶点与炎症反应相关，还通过 KEGG 通路富集分析出活血化瘀、滋阴化浊的主要信号通路有 5 个，最后得出该胶囊对高脂血症的治疗机制是抑制慢性炎症的发生和发展。Tong 等运用基于网络的靶点预测回归模型 DrugIPHER，揭示葛根芩连汤剂治疗 2 型糖尿病的 19 个活性成分，并表明其作用机制。葛根芩连汤剂由 4 种中药组成，葛根、黄芩、黄连为主药，甘草为辅药。研究表明葛根芩连汤剂对 2 型糖尿病有良好的临床效果，并对葛根芩连汤剂在体内和体外的抗糖尿病活性进行了研究。研究还发现，葛根的核心成分 4- 羟甲苯妥英参与了葛根芩连汤剂的抗糖尿病成分，它能刺激内源性胰岛素分泌，改善 3T3-L1 型胰岛素抵抗模型中的胰岛素抵抗。He 等综合网络药理学方法成功地鉴定了六味地黄丸中的 45 种有效成分，45 个有效成分被 163 个与 2 型糖尿病有关的潜在目标击中。10 种较高的预测成分（槲皮素、山奈醇、谷甾醇、β- 谷甾醇、卡杜伦酮、薯蓣皂苷元、谷胱甘肽 C、赫德拉根宁、加西亚酮 B、异富固醇）参与抗炎、抗氧化应激和减少 β 细胞损伤。通过 AGE-RAGE 信号通路、TNF 信号通路和 NF-κB 信号通路，六味地黄丸可能在 2 型糖尿病及其并发症（动脉粥样硬化和肾病）的治疗中发挥作用，上述两例结果表明，不同药物治疗相同疾病可能会是某一化合物、作用相关靶标以及通路，起着关键成分作用于关键靶标；但同样存在不同成分协同作用于相同靶标，同样起着降糖作用。从而解释了中医网络药理学可以从分子水平和系统角度来理解中医中药复方或配伍的科学基础。

近年来，网络药理学在中医药领域应用广泛，主要从药效物质基础、作用机制、新药研发、新适应证、中药配伍规律等方面介绍网络药理学在中药复方研究领域中的应用及存在的问题，为中药复方的作用机制研究提供了新方向。邢心睿等采用网络药理学对各类疾病作用机制进行预测，为解决中药有效成分不清、作用机制不明等问题提供了新思路。可见网络药理学近年来在中医药领域运用之广泛，并且在新药研发、先导化合物的发现、中药药性、中药配伍规律、中药药效作用机制和中药复方新适应证的挖掘和探索等方面发挥着重要作用。在信息科技飞速发展的时代，采用网络药理学全面、系统地对中医药进行研究，一方面是对中药药理作用机制进行分析研究，另一方面是对药物多成分、多靶点和多途径协同发挥治疗不明确疾病的作用机制的探究，但网络药理学存在一些瑕疵，需要经过不断地完善和改进，如利用多学科结合技术、分子对接技术，完善相关数据库内容，并对数据库中数据的可靠性进行再评价，制定相关标准，完善数据分析及可视化处理软件，对数据库的筛选结果进行评价和更新，将筛选的活性成分通过高效液相色谱法或紫外分光光度法测定其含量，判断其是否达到临床药效浓度，将其与药理学、药动学、毒理学和药效学等实验有效结合，使筛选得到的活性成分和作用机制更有说服力。

第三节 定量药理学方法在中医药临床疗效评价中的应用

定量药理学是近年来在传统的药物动力学基础之上形成的新型学科，主要运用数学及统计学的方法去研究以下问题：定量描述，解释和预测药物在体内的吸收、分布、代谢和排泄（药物动力学），以及药物在体内的药效作用（药效动力学）。在 2004 年 FDA 发布的《改革创新、停滞不前：通向新药关键之路中的机遇和挑战》白皮书中提出了"基于模型的药物研发"，使定量药理学在新药临床评价中发挥了越来越重要的作用，无论是临床前开发、首次人体试验、探索性及确证性临床试验等方面都有助于研究人员优化方案，节约研发时间，提高研究效率。

一、药代动力学及药效动力学联合应用

药物代谢动力学（pharmacokinetic）是定量研究药物在生物体内吸收、分布、代谢和排泄规律，并运用数学原理和方法阐述血药浓度随时间变化的规律的一门学科。该门学科始于 20 世纪 60 年代，但应用于中医药领域相对较晚，中医药由于其药效物质基础不明确、多成分且成分间相互作用等特点，使得药代动力学在中医药中的应用遇到很多挑战。即便如此，中医药科研学者仍在积极探索，取得了丰硕成果。

中药药代动力学对阐明中药作用机制及其科学内涵，设计及优选给药方案，增强临床用药可控度，提高有效性，减少毒副作用，

促进新药研发和剂型改进等方面起着积极作用，对中药药理学及中医临床医学发展有着重要的意义。国内一些研究者紧紧围绕中药现代化研究中的关键科学问题，对复方丹参方、小柴胡汤、银杏叶提取物、桂枝茯苓胶囊、热毒宁注射液、参麦注射液等有效中药开展药代动力学研究工作。以中药活性物质体内变化过程的特征和规律这一核心内容为研究切入点，提出并建立了适合中药特点的多成分药代动力学研究新模式，发展了一批新的研究技术和方法，形成了集成的研究系统并满足中药药代动力学研究需求的独特技术体系。

FDA 在《植物药指导原则》中指出"如果在植物药质量控制环节已经对其中主要化学成分的含量有所要求时，监控这些主要或代表性成分的药动学研究也是可行的"，为中药的临床评价提供了重要参考。因此，以中药活性成分、质控成分或含量较高的成分作为目标成分，在中药早期研究中结合药动学开展有效性和安全性评价是可行的。

中药复方是中医用药的主要形式，是按照"君、臣、佐、使"的组方原则，"相须、相使、相恶"的作用规律，选择恰当的药物定量配伍而成。中药复方药动学以研究复方在体内的吸收、分布、代谢、排泄为目的，所得参数可增强中医临床用药的可控程度，提高有效性，增加安全性，减少毒副作用，其研究有助于揭示复方药效物质基础，方剂组方原理及配伍规律，从而指导临床合理用药，对中药现代化及国际化具有重要意义。

文献提示采用超高效液相色谱法对功能性消化不良病人服用柴胡疏肝散后血浆中的阿魏酸和水合橙皮内酯进行同步测定。柴胡疏肝散及其促胃肠动力成分阿魏酸和水合橙皮内酯的药物动力学研究将有助于监测该方的临床应用以及理解其治疗机理。此外，药动学在进行药物相互作用研究中也发挥了重要作用。

姜鹏等研究麝香保心丸在冰片配伍下，人参皂苷吸收增加，血药浓度上升，才有了配伍的增效作用外显。关于左金丸的研究报道证实，相比于单药组，小檗碱在配伍下半衰期延长，左金丸组的小檗碱和吴茱萸次碱的达峰时间、峰浓度以及曲线下面积等参数都呈现生物利用度优势。

虽然中药的药代动力学研究已取得了明显进展，但是仍存在明显不足之处，如：分析方法学确证不完善。分析方法的建立与确证是目前中药药代动力学研究常存在问题之处，有些中药药代动力学研究资料中分析方法存在明显问题，如：分析方法不合适、测定灵敏度不够、特异性不足、稳定性考察不全面、不随行标准曲线使得质控不合格等。

药物代谢动力学（pharmacokinetics，PK）简称药动学，研究机体对药物的处置过程。药物效应动力学（pharmacodynamics，PD）简称药效学，就是研究药物对机体的作用及其规律与作用机制的科学。PK–PD模型是综合研究体内药动学过程与药效量化指标的动力学过程，把药动学与药效学所描述的时间、药物浓度、药物效应三者间关系有机地结合在一起进行研究，有助于更为全面和准确地了解药物的效应随剂量（浓度）及时间而变化的规律。

YING等选择衢州枳壳中的新橙皮苷、木犀草素及川陈皮素作为PK标志物，血浆中脂质过氧化物水平作为PD标志物，分别构建了PK–PD模型，用于评价药物的抗氧化作用效果。前期药理研究证实，心肌缺血通常伴随着乳酸脱氢酶、肌酸激酶、丙二醛的活性变化，张鹰等在心肌缺血家兔模型上以环维黄杨星D作为PK标志物，血浆中乳酸脱氢酶、肌酸激酶、丙二醛的含量作为PD标志物，分别建立了PK指标与3个PD指标的PK–PD模型，结果显示不同效应指标达到最大效应的时间有所差异。

　　研究结果表明，人参皂苷 Rc 符合二房室模型，药物静滴进入体内后逐渐向周边室分布，即药物从血管向组织分布转化的过程。因此，药物的分布速率较慢，导致药效的变化滞后于血药浓度的变化。SBP（收缩压）和 DBP（舒张压）随效应室药物浓度升高而降低，12.5h 降到最低值，随后 SBP 和 DBP 缓慢回升 ;HR 随效应室药物浓度升高而升高，12.5h 升到最高值，随后缓慢下降。表明人参皂苷 Rc 的效应室浓度与药效之间具有良好的相关性，人参皂苷 Rc 与心绞痛患者降血压和加快 HR 作用相关。

　　张雪等测定了血浆中脑钠肽、丙二醛、不对称二甲基精氨酸、血管紧张素 Ⅱ 及谷胱甘肽过氧化物酶等一系列与缺血性心衰相关的标志物，运用代谢失衡动力学参数作为替代药效指标建立多靶点 PK–PD 模型，结果显示使用该药效替代指标能很好地评估丹酚酸 A 对缺血性心衰的保护作用。陈渊成等用神经网络方法评价丹参注射液中丹参素对急性心肌缺血大鼠体内不同药效指标的贡献率（包括高半胱氨酸、还原性谷胱甘肽、肌钙蛋白 T 等），与传统的加权方法相比，该方法将药效指标进行分类，能灵活纳入上调和下调的药效指标。这些研究较好地契合了中药多靶点的特征，为中药药效指标的选择提供了新思路。

　　中药往往是以复方综合发挥疗效，现有的 PK–PD 模型适用于作用机制明确、成分单一的化学药物，而中药复方作用机制复杂、不明确，且难以实现确切的量效关系及找到明确的效应指标。但 PK–PD 模型为我们从药物暴露和药效学指标关联的角度评价中药临床疗效开辟新的研究思路，可为符合中药作用特点的临床评价提供模型化数据参考。

二、群体药代动力学

群体药代动力学（population pharmacokinetics，PPK）是将经典的药动学基本原理和统计学模型相结合，分析药物代谢动力学特性中存在的变异性，研究药物体内过程的群体规律、药动学参数的统计分布及其影响因素。PPK 是药代动力学领域中近几十年来发展起来的一门新分支，开展 PPK 研究，可依据患者实际情况调整给药剂量、指导临床合理用药，从而提高药物的安全性及有效性。

PPK 模型通过数学表达式定量考察影响药物在机体吸收、处置过程中的生理、病理因素。目前，PPK 模型在中药领域中的研究仍处于初步探索阶段，关于中药 PPK 模型的研究方向主要有 2 个：①用于中药与化药联合使用，建立化药的 PPK 模型来评价药物在不同人群中 PK 行为的变化；②选择中药中的某一个或几个有效成分作为 PK 标志物，进行 PPK 建模研究。

在临床中，为达到"低毒优效"的目的，常联合使用中药和化药，PPK 的建模研究可以分析药物在不同人群中 PK 行为的变化，从而揭示影响药物 PK 变化的人群特征。WANG 等使用非线性混合效应法对肾移植幼儿进行了他克莫司的 PPK 研究，将五酯胶囊与他克莫司联用作为协变量进行考察时发现，五酯胶囊对他克莫司的清除率有显著影响。这提示两药联用时需要密切注意患儿体内他克莫司 PK 情况。通过分析人群的基因型，PPK 模型还可以观测中药和化药联用时的相互作用情况。临床上华法林和复方丹参滴丸（CDDP）常用于抗凝血，但是华法林治疗窗较窄，剂量不当时易造成出血风险，LYU 等通过建立 PPK 及 PPK–PD 模型评估了华法林与 CDDP 联用时的人口统计学特征。结果表明除了微粒体环氧化物水解酶（EPHX1）基因亚型的人群在华法林和 CDDP 联用时可能会产生不良后果，其余心房纤颤的冠心病患者联合使用两药时，CDDP 对华法林的 PK 行为并不产生明显影响。

卢炜课题组在大鼠中对冠心 II 号方中的芍药苷进行了 PPK 建模研究，将大鼠体质量、不同剂型作为协变量纳入模型，最终模型结果表明与其他配方组相比，口服冠心 II 号方时大鼠吸收速率常数的群体典型值吸收速率常数（Ka1）和消除速率常数（Ka0）的正偏差值分别为 0.009^{h-1}，0.097^{h-1}，而表观分布容积（V1）的负偏差值 0.05L，表明冠心 II 号方中的芍药苷吸收和降解得更快，提示不同配方组成可能会影响药物的 PK 行为。说明在中药开发过程中，PPK 模型研究方法可以辅助筛选较优的配方。考虑到复方中药的特征，同时建立多种药效成分的 PPK 模型应该更加符合中药多药效成分的特点。对复方丹参滴丸中 3 种主要药效成分丹参素、人参皂苷 Rb1 和 Rg1 分别进行了大鼠 PPK 的建模研究，结果发现丹参素吸收速率随周龄升高，分布容积随体质量增加，清除率与性别和体质量均有关系，雄性大于雌性，而且随体质量增加，清除率增加；人参皂苷 Rb1 分布容积和清除率随体质量增加而增加，人参皂苷 Rg1 的清除率与体质量呈正相关。MUNEKAG 等分别在日本和美国健康受试者上建立了大建中汤里 5 个药效成分（包括 α– 羟基山椒素，β– 羟基山椒素，6– 姜酚，10– 姜酚，人参皂苷 Rg1）的 PPK 模型，结果显示，体质量指数（BMI）影响了 α– 羟基山椒素的清除率，年龄则对 β– 羟基山椒素的表观分布容积起作用。但这些模型主要还是建立在单个成分上面的，如何将单个成分的群体模型整合后建立针对复方的 PPK 模型值得进一步的研究。

在一些临床前研究中，妇科千金方与阿奇霉素的 PPK–PD 模型被建立。构建慢性盆腔炎大鼠模型，将阿奇霉素的体内浓度作为 PK 数据，将生理、药理指标分成 4 个主成分，以各样本数据在主成分空间上的投影距离作为药效学数据，选择二房室 PK 模型及直接联结的药物累加量模型进行建模，结果证明妇科千金片整方及各拆方组合对阿奇霉素的 PK 特征及半数有效效应室浓度（EC50）均无明显影响，但增加了阿奇霉素的最大效应（Emax），提示妇科千金片能增强阿奇霉素的临床疗效。在临床研究中，PPK-PD 模型被用于考察圣约翰草、人参、银杏及生姜与华法林联合使用时对华法林抗凝作用的影响，选择一级吸收和消除的二房室模型描述华法林的 PK 数据，将 4 种草药作为分类协变量，抑制 50% 凝血酶原复合物的 S- 华法林浓度作为 PD 数据进行 PK-PD 建模，结果发现长期联合用药时，圣约翰草和人参增加了 S- 华法林的清除率，银杏及生姜并未显著影响 S- 华法林的 PK 和 PD。目前，围绕中药开展的 PPK-PD 模型研究报道甚少。除了获得群体的 PK 与 PD 数据较为困难外，中药的物质基础复杂、药理作用机制多样，缺乏多成分模型研究的计算方法也是限制中药定量药理学发展的一大因素。

中药 PPK 充分体现个体化治疗的思想，与中医辨证论治的个体化诊疗思路相符，具有较高的科学性。但对于中药及复方这样复杂的多成分体系，如何整合多成分药代动力学参数是解决中药药代动力学研究的关键和核心问题。目前，关于中药复方的药代动力学研究虽处于探索阶段，但其在联合用药、中医证候解释以及确定影响体内暴露的协变量发现等方面，为中药临床疗效评价提供了新的思路和方法。

三、药物相互作用

目前，中西药联用是临床上的普遍现象，其对临床疗效的影响及潜在的安全隐患不容忽视。中西药相互作用主要分为药物代谢动力学和药效学相互作用两个方面。因此，深入研究中药组分对主要药物体内的影响，进而评估联合用药的临床效果，指导临床中西药联用给药方案具有重要科学价值。

在 2020 年 9 月国家药品监督管理局颁布的《药物相互作用研究技术指导原则（征求意见稿）》中详细描述了药物相互作用（Drug-drug interaction，DDI）的研究策略和研究方法。从相互作用类型上划分，一类是药效学 DDI，即中草药通过协同或者拮抗西药的药理效应从而产生影响；另一类是药动学 DDI，即中西药之间通过影响彼此的药物吸收、分布、代谢和排泄等环节，导致相应的药理学活性发生显著改变。目前中西药相互作用的主要方式是基于药代动力学的相互作用：如茵陈蒿与对乙酰氨基酚合用，诱导 CYP1A2 和 CYP2E1 表达，加速对乙酰氨基酚代谢，使其药动学发生改变。银杏叶制剂与硝苯地平合用可引起后者的血药浓度增加 29%，降压效果明显增强，可能的效应机制是银杏对硝苯地平的主要代谢酶 CYP3A4 产生了抑制作用，导致后者在体内的代谢减慢，血药浓度增加。同时，银杏叶提取物中的活性成分银杏内酯可诱导小鼠肝脏 CYP 酶，加速联用药物华法林的体内代谢，减弱后者的抗凝作用，加重出血。人参与咪达唑仑联用，可通过诱导 CYP3A 活性降低咪达唑仑的 AUC，增加其体内清除。

在药效学 DDI 方面，贯叶金丝桃可以有效诱导 CYP3A4，使得 CYP3A4 的底物（包括华法林、环孢素、辛伐他汀、他克莫司、阿米替林等）的血药浓度显著降低，它也可以诱导 P-gp，降低地高辛的谷浓度，影响药效。人参皂苷 20（S）-Rh2 通过非竞争性抑制细胞膜和核膜上的 p-gp，增强其在细胞核内的靶向分布，逆转肿瘤多药耐药。黄连解毒汤与尼莫地平联用时，降低原代大鼠脑微血管内皮细胞 p-gp 表达，升高后者胞内浓度，增加其疗效。

周宏灏院士课题组报道水飞蓟素分别和咪达唑仑、洛沙坦钾、他林洛尔片联合应用的临床研究。① 18 名健康男性受试者参加双周期随机交叉临床试验，每阶段受试者服用安慰剂或水飞蓟素胶囊 140mg，tid，连续服用 14 天，之后口服 7.5mg 咪达唑仑片 1 片。连续服用 14 天水飞蓟素后，健康受试者血浆咪达唑仑的曲线下面积 $AUC_{(0-12)}$ 和 $AUC_{(0-\infty)}$ 均显著增高，平均峰浓度 C_{max} 明显增加，血浆清除率 CL/F 明显降低，代谢率 MR 显著降低，1–OH 咪达唑仑的 AUC 和 C_{max} 在服用水飞蓟素后显著降低，咪达唑仑和 1–OH 咪达唑仑的半衰期 $t_{1/2}$ 和达峰浓度 t_{max} 在服用安慰剂和水飞蓟素后没有显著区别。因此，得到结论水飞蓟素能够显著抑制 CYP3A 酶活性，从而降低咪达唑仑转化为 1–OH 咪达唑仑的代谢率。② 12 名健康男性受试者（6 名 *CYP2C9*1/*1* 和 6 名 *CYP2C9*1/*3*）参加双周期随机交叉临床试验，每阶段受试者服用安慰剂或水飞蓟素胶囊 140mg，tid，连续服用 14 天，之后口服 50mg 洛沙坦钾 1 片。连续服用 14 天水飞蓟素后，*CYP2C9*1/*1* 基因型个体血浆洛沙坦 C_{max}、$AUC_{(0-24)}$ 和 $AUC_{(0-\infty)}$ 明显增加，清除率 CL/F 显著下降，MR 下降程度显著高于 *CYP2C9*1/*3* 基因型 MR 下降程度。而 *CYP2C9*1/*3* 基因型个体血浆 E3174 的 $AUC_{(0-24)}$ 和 $AUC_{(0-\infty)}$ 显著降低，CL/F 无明显差异。因此，得到结论水飞蓟素能够显著降低洛沙坦转化为 E3174 的代谢率，并随 *CYP2C9* 基因型的不同呈基因—剂量依赖效应。③ 18 名健康男性受试者参加双周期随机交叉临床试验，每阶段受试者服用安慰剂或水飞蓟素胶囊 140mg，tid，连续服用 14 天，之后口服 100mg 他林洛尔片 1 片。连续服用 14 天水飞蓟素后，他林洛尔 $AUC_{(0-36)}$ 显著增加，清除率 CL/F 显著降低，C_{max} 明显升高，而达峰时间 t_{max} 和半衰期 $t_{1/2}$ 没有显著改变。因此，得到结论水飞蓟素能够显著促进他林洛尔的吸收从而提高他林洛尔的口服利用度，提示水飞蓟素对人体内转运体——糖蛋白具有抑制作用。

课题组依托国家自然科学基金课题开展丹参多酚酸注射液和阿司匹林联合应用的中西药药物相互作用研究。完成了 15 例冠心病稳定性心绞痛受试者的开放、平行对照临床观察。15 例受试者随机分入三个剂量组：第一组为单独口服阿司匹林组（100mg，qd），第二组为单独注射丹参多酚酸注射液组（200mg+5% 葡萄糖注射液 250ml，iv），第三组为口服阿司匹林（100mg，qd）同时加用丹参多酚酸注射液（200mg+5% 葡萄糖注射液 250ml，iv），疗程均为 10 天。受试者分别于给药第 8、9 天药前，以及给药第 10 天 15min、30min、45min、1h、2h、4h、8h、12h、24h 采集静脉血。对阿司匹林代谢酶阿司匹林酯酶以及丹参多酚酸注射液代谢酶儿茶酚 –O– 甲基转移酶（COMT）的活性，以及反映血小板活化和聚集的 PD 指标——可溶性 P 选择素（CD62P）、血小板膜糖蛋白（PAC–1）、P2Y12 受体、磷酸二酯酶（PDE）以及促分裂原活化蛋白激酶（MAPK8）进行组间比较。研究结果提示：①水杨酸（SA）在合用组达峰时间 t_{max} 比单用阿司匹林组短，C_{max}、$AUC_{(0-24)}$、$AUC_{(0-\infty)}$ 比单用组低。丹酚酸 B 在合用组半衰期 $t_{1/2}$ 比单用丹酚酸注射液组长，组间比较无统计学差异，但 C_{max}、$AUC_{(0-24)}$、$AUC_{(0-\infty)}$ 比单用组低。② COMT 酶在单用丹酚酸组疗后较疗前相比明显下降，有统计学差异，但在三组比较无统计学差异。③ PDE 酶、PAC–1 在组间及组内前后比较均无统计学意义；CD62p 在阿司匹林组和合用组，疗后较疗前明显下降，有统计学差异，但在三组间比较无统计学差异；P2Y12 在三组间比较有统计学差异，其中丹酚酸组比合用组表达降低，有统计学差异，且在丹酚酸组自身前后比较，疗后较疗前明显下降，有统计学差异；MAPK8 在三组间比较无统计学差异，但在合用组，疗后较疗前明显下降，有统计学差异。通过分析以上研究结果，我们推测 SA 在合用组 t_{max} 比单用阿司匹林组短，提示两药合用对于阿司匹林的吸收和代谢过程有潜在的影响，这一影响可能主要是通过改变阿司匹林酯酶的活性发挥作用；同时 C_{max}、$AUC_{(0-24)}$、$AUC_{(0-\infty)}$ 比单用组低，我们推测也可能与阿司匹林酯酶的变化相关。丹酚酸 B 在合用组 $t_{1/2}$ 较单用组长，说明体内的消除时间延长，但是 C_{max}、$AUC_{(0-24)}$、$AUC_{(0-\infty)}$ 比单用组低，这一结果和水杨酸的体内暴露降低相同，我们推测这一影响可能与阿司匹林抑制 COMT 酶活性相关。在 PD 指标方面，研究结果证明了丹参酚酸盐注射液主要是通过 COMT 酶进行代谢，这一点在单用丹酚酸组疗后较疗前明显下降得到体现，此外，我们推测丹酚酸注射液通过拮抗 P2Y12 受体达到抑制血小板活化的作用，这一点与文献结果相符，同时与阿司匹林合用能够增加抑制 CD62P 和 MAPK8 表达的作用。因此，通过以上研究我们发现阿司匹林和丹酚酸盐注射液合用时产生了药代动力学 DDI：两药合用后，SA 和丹酚酸 B 在体内的整体暴露水平降低，这可能与代谢酶的抑制有关；在药效学方面，多个 PD 指标的结果在组间比较无统计学差异，说明尽管总体暴露水平降低，但药效水平在组间比较结果相近。

　　开展药物相互作用研究，有助于我们从药物体内暴露和药效学角度阐明药物和药物之间在体内的作用关系，为开展中药临床评价提供体内作用物质基础参考，为指导中西药临床联用提供科学的指导意见。

第四节　组学技术方法在中医药临床疗效评价中的应用

一、代谢组技术

1. 概况

生物体内存在着十分完备和精细的调控系统以及复杂的新陈代谢网络，承担着生命活动需要的物质与能量的产生与调节。机体摄入的营养物质通过耦合酶反应网络转化为可用的能量，同时产生和消耗小分子代谢物。在稳定的生理状态下，每一种代谢物的流入和流出都处于平衡。基因突变、饮食、环境等因素都会引起某些代谢物的变化及这些代谢物相关的系列变化。如果机体自身无法纠正这种改变，使得体内某种代谢物缺乏或多度积累，就会导致疾病的发生。

代谢组学起源于 20 世纪 90 年代末，主要研究内源性小分子（分子量小于 1500 道尔顿）代谢物在机体被扰动后（如基因的改变或环境变化后）种类、数量的变化规律，是继基因组学、转录组学、蛋白组学之后，在生物组学研究领域中又一重要的分支。代谢组处于基因调控网络和蛋白质作用网络的下游，所提供的是生物学的终端信息。上游的（核酸、蛋白质等）大分子的功能性变化最终会体现于代谢层面，这种变化在代谢物上得到累积与放大。对于渐近发展的疾病，代谢物的变化可能比任何特定症状更早发生。此外，高灵敏度分析技术和高级生物统计学的不断发展为复杂的生物样品（例如血液，尿液或组织提取物）提供了可行的代谢产物鉴定和定量方法。因此，代谢组学已被广泛用于深入地了解复杂疾病的发病机制例如癌症、糖尿病、心血管或肺部疾病，以及探索新的诊断和预后生物标志物，这对疾病早期诊断及药物疗效评价具有重要意义。

根据研究目的的不同可以将代谢组学分为非靶向代谢学与靶向代谢组学。非靶向代谢组学注重尽可能获得更多的代谢物种类信息，从整体角度评估疾病病程变化或药物疗效，同时寻找导致样本组之间产生差异的重要代谢物。靶向代谢组学旨在鉴定和量化一组已知代谢物。临床检验中常见指标：如甘油三酯、胆固醇，也是靶向代谢物检测的体现形式，但更多情况下靶向代谢组学主要应用于与特定疾病相关的一类或几类代谢物的定量研究，如氨基酸、肉碱等，或者与特定疾病相关的代谢通路上的关键代谢物的定量研究，通过综合指标评判疾病进程与疗效变化等。而代谢组学的全局、动态研究角度与中药复方的"整体调节"、中医理论的"整体观念"相一致。因此，代谢组学的出现也为中医药基础理论研究与多成分 – 多靶点的中医药临床疗效评价提供了新思路与新方法。

2. 代谢组学技术在疾病早期诊断及中医证候评价中的应用

代谢组学被认为是对机体生理和病理状况最直观的反映，其中关键的代谢产物可为疾病表型提供参考。通过对生物流体或组织中的代谢物进行综合分析，将不同亚群的患者区分开来，以达到精准医疗的目的。此外，许多疾病在出现临床症状之前，生物流体的化学和生化特征就会发生特异性变化。这些变化可能成为潜在的生物标志物用于疾病的早期诊断。

有研究显示，通过对年轻人代谢表型评估，可以在早期排查心血管疾病发病风险较高人群并进行有针对性的治疗干预。心血管疾病的标志性代谢物主要涉及微生物代谢、肝脏脂肪变性、氧化应激、一氧化氮调节和胶原代谢通路。这些代谢物被证明与心肌与血管健康独立相关。课题组基于这些代谢物指标设计了健康评分量表，并在20多年的Framingham心脏研究中对1898名受试者进行重复测评，结果显示得分较低的年轻人未来患心血管疾病的风险更高。疾病早期筛查可以有效提高患者的生存率，但现有临床检验检查指标在某些难以准确区分的疾病诊断中缺乏敏感性，相比之下，代谢表型变化能更早地提示疾病风险。同时，通过分析代谢表型变化寻找更为灵敏的用于疾病诊断的生物标志物或生物标志物组，也成为医学发展的重要需求以及发展方向。

疾病的过程伴随着多层次代谢网络的改变，具有时相性、动态性、整体性等特点，代谢组学技术能通过获得内源性代谢谱变化描述机体的整体功能状态。而中医的"证"也是疾病过程中机体病理变化的整体描述方法，证是动态的，可以随着机体的功能状态的变化而变化，这与代谢组学研究思路相吻合。证是中医辨证论治的重要环节，证型是中医论治的中心和核心。但是，中医证候诊断标准大多来源于文献和医家的经验积累，主观性较强，缺少实验室依据和物质基础支撑。因此，应用代谢组学技术开展中医证候临床研究不但可以为中医证候评价提供证据支撑，还可能成为中医微观辨证的重要参照，为中医现代化和标准化的推广奠定基础。

近年来，众多研究者应用代谢组学技术，在中医证候客观化研究方面进行了有益的探索，发现疾病的不同证候存在客观的代谢物基础。如一项大型多中心冠心病中医证型代谢组学临床研究结果显示，通过检测患者尿液中一组差异代谢物，可以建立冠心病痰瘀证与气阴虚证2种证型的诊断模型，预测准确率达到98%。代谢通路研究显示两种证型患者均涉及炎症及氧化应激代谢异常，这与冠心病现代研究病机相符合。而痰瘀证患者存在明显的糖代谢增高现象，气阴虚证患者三羧酸循环受到抑制，能量代谢紊乱，这与中医理论中痰瘀证与气阴虚证的成因相符合。因此，基于代谢组学的中医证候临床研究能在一定程度上揭示中医证候内涵。采用生物标记物或生物标记物组进行中医证候评价是具有可行性的。

3. 应用代谢组学技术开展疗效评价及新疗法探索

临床代谢组学可通过比较在药物治疗前后患者体内系列生物标志物的变化，在临床疗效指征明确的情况下，辅助临床疗效评价，从而为探寻药物治疗的靶标代谢通路提供基础。这种疗效评价方法非常符合中药多成分、多靶点、协同治疗的特点。因此，应用代谢组学方法评估单味中药或方剂临床疗效可为其复杂作用机制的阐明提供思路和方向。

一项随机对照临床研究显示，葛根汤能明显缓解严重的痛经并且无不良反应出现。连续三个月经周期治疗后，试验组的 VAS 评分显著低于安慰组。试验组与安慰剂组代谢谱区分良好，最终确定了7 种差异代谢物，与线粒体功能、氧化还原平衡、炎症性疼痛、情绪调节等密切相关。提示葛根汤能调节体内差异代谢物含量，通过多靶点多通路发挥镇痛作用。

二、蛋白质组技术

1. 概况

蛋白质组学研究可以称为生命科学研究进入后基因组时代的标志之一，同时也是功能基因组时代生命科学研究的核心内容之一。这一概念最初是由澳大利亚 Macquarie 大学的学者威尔金斯和威廉斯在 1994 年第一届意大利锡耶纳蛋白质会议上提出，旨在研究细胞、组织或生物体蛋白质组的组成及其变化规律。

蛋白质组学的研究内容包括表达蛋白质组学、结构蛋白质组

学、比较蛋白质组学和功能蛋白质组学四方面的内容。其中，比较
蛋白质组学通过比较不同时期不同环境下细胞内蛋白质组成的变
化，继而发现并研究差异表达的蛋白质及其功能。在了解疾病发病
机理，寻找疾病诊断相关蛋白质和药物治疗相关靶点方面应用广
泛。同时也为中药复杂疗效机制的探索和病症评价提供有效的研究
方法和指导方向。

2. 蛋白质组学用于疾病诊断生物标志物研发及中医证候评价

FDA - NIH：生物标志物工作组在 2016 年提出"生物标志物
是一种确定的特征，可以作为衡量正常生物过程、致病过程或对暴
露或干预措施的反应的指标"。目前已经被 FDA 批准的用于临床血
浆或血清检测的生物标志物大多数已经有几十年的历史了。其中有
42% 是针对蛋白质及酶的检测方法。说明相比于基因组、转录组及
其他小分子物质，蛋白质在临床检验和诊断方面具有独特优势。蛋
白质不仅具有特异性功能，与 RNA 相比，也更加稳定，易于检测。
更重要的是，相较于转录组，蛋白质丰度和修饰与疾病表征更为
相关。

但发现新的可以用于临床诊断的生物标志物是非常困难的，需
要大量重复发现－验证的过程，以确保最终的生物标志物对疾病
的诊断具有足够的统计能力和在独立人群中的复制能力。这也是新
生物标志物开发困难的主要原因之一。即便如此，开发新的生物标
志物以及基于新的生物标志物研制靶向药物依然是当前医疗发展的
重要策略和方向。如利用赫赛汀阻断乳腺癌中的酪氨酸蛋白激酶
erbB-2（HER2）受体治疗乳腺癌，利用克唑替尼抑制淋巴瘤中的间
变性淋巴瘤激酶（ALK）治疗淋巴瘤等，都是蛋白质组学对人类医
疗发展和健康事业贡献的成功案例。

为了提高生物标志物研发效率，有研究者提出了生物标志物研

发的标准化流程，即在从生物标志物发现的三角策略到矩形策略的背景下，同时考虑以下原则：

①分析性能特征：分析有效性是指测试能够提供准确而可靠的生物标志物测量值的能力。例如残留，准确性，精密度，分析灵敏度，分析特异性和定量限早点。

②临床表现特征：临床有效性与患者的相关疾病和临床状况有关。临床表现特征包括：通过测量明显健康的个体的队列定义正常参考范围；确定临床敏感性，定义为患有该疾病且被检测为阳性的个体的比例；确定临床特异性，定义为被检测为阴性的无疾病个体的比例。

③研究设计和预分析：在生物标志物研究期间的任何时候，仔细的研究设计和良好控制的分析前条件都是关键要求。关于研究设计，必须明确定义生物标志物应解决的临床问题和医疗需求。

此外，生物标志物的发现不仅能使临床诊断更为精准，也同样在毒理学研究中发挥着重要的作用，特别是应用于药物早期临床试验的安全性评估。如急性肾损伤的传统血清标志物血清肌酐是不敏感的，其异常值的出现不仅会晚于肾小球滤过率改变，而且会受多因素影响而出现假阳性，如摄入蛋白质增加或剧烈运动或服用了抑制肾脏分泌的药物均能升高血清肌酐。因此，筛选由肾脏直接释放到血液或尿液中的生物标记物作为药物诱导毒性的早期标志物能降低或避免肾脏损伤，甚至提早介入治疗，修复受损的肾脏，这是非常迫切且必要的。目前，已经有七种肾脏安全生物标志物被 FDA 与欧盟认可，包括肾损伤分子 1（KIM-1），白蛋白，总蛋白，B2M，簇蛋白，TFF-3 和胱抑素 C。这些生物标志物已经成为药物开发早期及临床试验安全性评估的重要指标。

基于蛋白质组学的中医证候评价也见于报道，一项基于蛋白质组学的临床研究成功区分了结核病三种中医证型：气阴虚证、阴虚火旺证和气阴两虚证。建立了基于 5 种生物标志物的结核病中医证型诊断模型，三种证型的模型预测准确度分别为 74.0%、72.5% 和 96.7%，并鉴定载脂蛋白 C-III（apoC-III）作为候选生物标志物。该项研究不仅揭示了结核中医证候的生化基础和发病机理，更为结核不同证候的中医治疗方法提供了生物学基础。有研究显示，中医对提高艾滋病患者生存周期具有积极影响，一项临床研究应用蛋白组学技术，比较了艾滋病热毒内蕴证与脾肾阳虚证患者蛋白表达差异，并筛选出了可以区分证型的生物标志物，为中医优势治疗艾滋病提供了生物学证据。Jiankun Yang 等通过比较慢性乙肝中焦湿热证和肝郁脾虚证患者血清蛋白质组学表达差异，认为蛋白质生物标记可以用于区分两种证型，尚且有待大样本人群进一步临床验证。因此，蛋白质组学可以进一步揭示疾病中医证候内涵，为中医证候评价提供物质基础，并为中药疗效评价指标提供研究和探索的方向。

3. 蛋白质组学用于中药疗效评价

目前基于蛋白质组学发现的生物标志物及相关网络通路已被广泛用于中药复杂疗效机制的探索和中药疗效评价研究。但这些研究中非临床类较多，其中不乏一些具有国际影响力的研究，如陈竺院士团队 2008 年在《美国国家科学院院刊》（PANS）发表的应用蛋白质组学研究复方黄黛片治疗急性早幼粒细胞白血病多成分、多靶点协同作用的机制，从分子、细胞和有机体水平上剖析了中药"君臣佐使"的配伍方法。这项研究为中药配伍理论的疗效物质基础研究做出表率，并有助于借助系统生物学力量搭建西方和东方医学的桥梁。又如黄璐琦院士团队开发了一种以标记生物标志物为导向的方法，对多组分中药治疗心衰的有效性进行了精确的研究，并将其应

中医药临床疗效评价方法

用于评价心脏病的常规药物益心舒对于心衰的疗效。同时，借助蛋白质组学和网络药理学方法，鉴定益心舒调控心衰的特异性信号。结果提示脂肪酸结合蛋白 3 和细胞骨架相关蛋白 5 以及其他典型心衰生物标志物升高的患者，益心舒可能显示出独特的治疗效果。这项研究为心衰的精准医疗提供了一种可行且低成本的方法，同时也为筛选中药疗效优势人群提供了研究样板。

然而，笔者所能检索到的利用蛋白质评价中医药疗效的临床研究较少，这可能与临床检验样本的取材较为困难相关。其中，在一项基于定量蛋白质组学的慢性肾脏疾病患者疗效评估临床研究中，课题组量化了治疗前后 IgA 肾病患者血浆蛋白质组学特征的变化，制定了患者与健康人综合指标的距离评估方法。结果发现，患者到健康的距离与患者对药物治疗的反应和长期预后良好相关。因此，将这项评估方法应用于类固醇疗法与中药 – 类固醇联合疗法对于 IgA 肾病患者的疗效评价，发现联合疗法比类固醇单一疗法更能使患者蛋白质组学特征趋于正常。这种综合评估策略不仅可以提供个性化的疗效评估平台，更为基于蛋白质组学特性的中药临床疗效评价方法开发提供了可能。另一篇发表的临床试验方案中提到，这项多中心、随机、双盲、安慰剂对照试验旨在评估参芪化瘀方在糖尿病性下肢动脉疾病患者中的疗效和安全性，通过蛋白质组学技术阐释参芪化瘀方治疗糖尿病的疗效，并筛选具有中医诊断和临床疗效评价特征的生物标志物。说明蛋白组学技术也逐渐在中药临床疗效评价研究中发挥着越来越重要的作用。采用生物标志物与临床疗效指标相结合的评价方法更能体现中药多成分多靶点的治疗特性，同时对于中药复杂体系的潜在疗效靶标探索也具有重要意义。

三、基因组技术

1. 概况

基因组学是研究基因组的科学，它以分子生物学、电子计算机和信息网络技术为研究手段，以生物体内全部基因为研究对象，在全基因组背景下和整体水平上探索生命活动内在规律及内在环境对机体影响机制的科学。基因组学从发现至今一直在为人类的医疗和健康做出着不可磨灭的贡献，如 2020 年在 *Nature* 上发表的一篇基于基因组学的非小细胞肺癌个性化治疗临床研究。通过筛选肿瘤的多种基因组变化并将患者分到几种基因型匹配的治疗剂，从而简化基于基因型治疗的研究。贝叶斯试验设计可以将仍在招募的开放队列的结果数据与封闭队列的数据一起进行报告。就目前结果显示，基因配型的靶向疗法能显示出临床疗效相关的优势。

此外，在三分之一的病例中，常见的遗传因素会导致严重的不良事件发生，而药物基因组学领域旨在定义这些遗传机制，并最终实施基因检测以提高药物疗效和降低毒性。例如人体内药物代谢酶的基因多态性对于药物在体内的药代动力学过程具有非常重要的影响，这是药物疗效个体差异的主要原因之一，而对于窄治疗窗药物来说，观测药物代谢酶表型对于临床疗效与安全性是有价值的。例如，华法林以消旋体形式给药，而更具活性的 S- 型是通过肝药酶 CYP2C9 代谢的。而 CYP2C9 的变异体对 S- 华法林的代谢能力不同，同时华法林发挥治疗作用的靶标酶 VKORC1 也同样具有基因多态性。两者的基因表型共同导致了华法林在不同人种中的临床用量差异达到 30%。国际华法林药物遗传学联盟（IWPC）提出 VKORC1 与 CYP2C9 变体并入药物遗传学剂量算法中可以用于华法林剂量的预测。

但是更多的情况下，基因组学主要用于揭示生理、病理及疗效相关的基础研究。基因组学在中医药领域的应用主要有两方面：其一是侧重于中药资源学，主要包括中药转录组学、结构基因组学、基因组标记解析和功能基因组学等，属于本草基因组学（herbgenomics）的研究范畴；其二是以药物基因组学理论为基础，将中药的药性、功能及主治与其在人体内代谢/疾病相关基因表达调控相关联，在分子水平研究中药在人体基因组介导下的代谢转化、作用靶点、毒副反应、药效机制和中药整体化作用的规律。因此，中药基因组学的研究，既可以阐明中药的作用机理，也是为中药有效成分分析奠定基础。本章节主要侧重于基因组学在中药临床方面的应用及与中药疗效评价相关的论述。

2. 转录组技术用于中医证型机制探讨

转录组学是基因组学的一个分支，整体水平上研究细胞中基因转录的情况及转录调控规律的学科。基于下一代测序（NGS）的技术的最新进展，使得能够进行人类疾病的多组学分析，尤其是通过分析组织或细胞特异性转录本（包括编码 RNA 和非编码 RNA）来发现与疾病相关的生物标志物。MicroRNA（miRNA）是一种内源性非编码 RNA，它通过抑制信使 RNA（mRNA）的翻译或诱导特定 mRNA 的降解来介导转录后水平的基因表达调控。许多的miRNA 被鉴定为生物标志物用于不同疾病，同样也可用于探讨中医证型的微观表现。如一项研究通过白细胞和血清特异性 miRNA 谱差异定义了慢性萎缩性胃炎的两种证型：脾气虚证和脾胃湿热证。结果提示脾气虚证患者的特异性 miRNA 基因相互作用对白细胞的特征和功能改变的潜在作用。同时发现 hsa-miR-122-5p 在脾气虚证患者血浆和白细胞中表达更高，可以作为区分两种证型的潜在生物标志物。更重要的是，这种生物标志物能够被血浆外泌体所包含和携带，对未来实现临床检验的转化具有潜力。

3. 基因组学及转录组学用于中药临床疗效评价

基因组学用于中药临床疗效评价的报道较少，笔者认为主要是由于以下两个原因：第一，临床样本采集种类受限。多数疾病并不能采集疾病部位组织样本进行基因表型检测或转录组的提取。更多数情况下是通过临床检验常用样本，如血清/血浆、尿、便，对病理或疗效结果做出判定，而这些样本类型中的基因组与转录组并不能完全代表疾病部位的病理变化。第二，多数疾病没有明确的遗传学靶基因和对应的疗效评判标准，这就意味着无法通过靶向检测判别药物疗效。这与蛋白组学在中药临床疗效评价应用的局限性是相似的。但是也有一些例外情况可以巧妙地将基因组与转录组技术应用于中药临床疗效评价。如一项随机临床研究关注了人参在治疗男性代谢综合征患者时，对红细胞线粒体 DNA 复制数量和激素水平的影响，结果显示，人参对于改善男性代谢综合征患者的线粒体功能和激素水平具有良好的治疗作用。另一个例子更具有代表性，该课题组研究一个中药组方对于慢性丙肝患者的临床疗效，以外周血液中丙肝 RNA 水平作为评价指标，结果显示，中药组方能显著降低丙肝 RNA 表达，并同时改善了患者湿热与肝气郁结的中医症状。此外，另有一篇临床研究方案将 miRNA 与 mRNA 的检测纳入了丹红注射液治疗急性缺血性中风的疗效评估中。可能是希望从转录组差异谱中探索丹红注射液的治疗靶点。

4. 基因组学用于基于肠道菌群的中药临床疗效评价

肠道微环境对人体的生理功能影响显著，在疾病的发生、发展和消退过程中发挥重要作用。一般情况下，肠道微环境保持相对稳定，这是其内部的肠道菌群，营养和药物成分以及肠道细胞相互作用后，各方面达到平衡的结果，是矛盾各方的对立统一体。这种平衡状态的维持受矛盾各方力量此消彼长的影响，一旦某一方面，如肠道菌群的结构发生明显的变化，则会对其他方面，如营养和药物成分以及肠道细胞产生影响，导致肠道微环境稳态被打破，最终影响人体健康。肠道微环境包括肠道菌群、肠道细胞和黏膜化学屏障，是人体和外界进行物质、能量和信息交换的第一道屏障，也是饮食 – 药物 – 病原微生物等外界因素和生理 – 病理状态下的人体交互作用的界面。肠道菌群是人肠道内的正常微生物，人体内含有约100万亿个肠道菌，是人体自身细胞总数的10倍，它所编码的基因是人类基因组的100倍，被称为宏基因组或"人体第二基因组"。很多疾病已经被证实与肠道菌群结构的改变关系密切，因此通过评价药物对肠道菌群的作用也能间接评估药物对疾病的治疗程度，进而从肠道菌群的角度寻找药物疗效作用物质基础。

如一项队列研究评估了多囊卵巢综合征患者的肠道菌群变化和加味启宫丸对该疾病痰湿证的临床疗效。结果显示，肠道菌群失衡可能是多囊卵巢综合征痰湿证发病机理中的关键因素，与肥胖、糖耐量降低和高雄激素血症有关。加味启宫丸可以增加肠道菌群的多样性，增加肠道益生菌的数量，并改善肠道菌群的结构和功能基因，从而改善胰岛素抵抗状态，调节内分泌代谢并改善总体症状。

四、多组学技术联合应用

在认识到大多数生命活动是有多个基因或基因网络而不是单个基因控制的以后，许多研究人员开始从更全面的角度来看待基因以获得更全面、更可靠的信息。基因组学、转录组学、蛋白质组学、代谢组学以及分析技术的整合补充了生物学并以系统生物学的形式提出系统级研究中药的方式。基因组学通过分析个体遗传变异对药物应答的影响研究疾病的发生和药物作用的机制。转录组学是识别整个基因组转录情况和转录规律的方法。蛋白质组学可以从整体上直接研究基因组所表达的蛋白质和蛋白质功能。代谢组学提供了代谢信息，这是转录组和蛋白质组的结果。因此，多组学数据集的综合分析有可能为揭示系统范围的复杂生物过程和中药复方中多种化合物的功能提供新的视野。

1. 多组学技术在新疗法探索方面的应用

多组学技术的结合、临床研究与基础研究的交互都可以为开发新的治疗方法指明方向。一项被发表在 *Nature*（《自然》）和 *Cells*（《细胞》）上的系列研究表明，膳食脂质磷脂酰胆碱的三种代谢物——胆碱，甜菜碱和氧化三甲胺（TMAO），与心血管疾病发病风险密切相关，可以用于预测临床队列中心血管事件的发生。基础研究结果表明，增加胆碱和 TMAO 摄入可以上调血浆 TMAO，促进动脉粥样硬化斑块的形成。因此，降低血浆 TMAO 的干预措施对于预防心血管事件风险具有一定研究价值。哺乳动物中 TMAO 的形成是通过两步代谢途径进行的。具体而言，营养物质摄入后首先肠道微生物形成三甲胺（TMA），然后被宿主肝黄素单加氧酶（FMO）催化转化为 TMAO。由于抑制肝 FMO3 会产生副作用，如肝炎等，使得 FMO3 缺少作为潜在治疗靶标的优势，而通过抑制肠道微生物生成 TMA 则更具有挖掘潜力。近期有研究发现，一种食物来源的胆碱类似物 DMB 可以通过抑制微生物 TMA 裂解酶，在体内和体外抑制多种不同 TMA 含营养物形成 TMAO，同时抑制了胆碱饮食依赖的巨噬细胞胆固醇酯积累（泡沫细胞形成）和主动脉根动脉粥样硬化斑块的形成，从而达到降低心血管事件发生的风险。除了减弱 TMAO 的血浆水平外，DMB 还促进了与血浆 TMA 和 TMAO 水平以及主动脉斑块程度相关的某些微生物分类群的比例降低。总而言之，这项研究工作明确了心血管疾病的新病因，并提出了一种新的心血管疾病预防及治疗方案。该方案不仅绕开了使用针对患者自身蛋白质的抑制剂时出现的问题，同时，食物来源的 DMB 并不会像抗生素一样对肠道菌群产生重大影响，避免了耐药性的发生，也为同类疾病的新疗法探索提供了思路。

2. 多组学技术为精准医疗奠定基础

药物反应和疾病易感性的个体差异在临床上很常见。当前，精准医疗受到高度重视，其目的是为患者开出正确的药物。通过将患者的基线代谢状况与药后代谢状况相关联，预先预测人群之间的疾病易感性，代谢组学已越来越多地用于评估临床药物的治疗效果。代谢组学技术的加速发展逐渐展现出在精准医疗领域的巨大潜力。

阿司匹林具有有效的止痛、解热、消炎和抗血小板作用，是使用最广泛的药物之一。对于血小板反应性和动脉粥样硬化形成来说，约有 25％的高危患者对阿司匹林耐药。Yerges-Armstrong 等通过在遗传和表型干预心脏研究中将阿司匹林治疗前后患者的代谢特征变化与个体差异相关联，研究了阿司匹林抗性的潜在代谢机制。76 名健康志愿者接受阿司匹林治疗 2 周后，以胶原蛋白诱导的离体血小板聚集改变为标准，划分为治疗敏感组与治疗不敏感组。代谢组学结果发现嘌呤的代谢途径受到阿司匹林的显著影响，其中，两组患者肌苷水平上调，但不敏感组患者的肌苷升高量高于敏感组患者。之后，课题组结合药物基因组学方法，研究了嘌呤代谢相关基因中的单核苷酸多态性（SNP）与离体血小板聚集之间的关联，及基因型与代谢物表达的相关性。发现腺苷激酶（ADK）SNP 中一个内含子变体（rs16931294）的 G 等位基因与阿司匹林给药后较高的肌苷水平密切相关，在一定程度上证明了阿司匹林的耐药性与遗传变异具有潜在联系。而药物代谢组学与药物基因组学的整合可以加深对遗传和代谢水平上药物反应个体差异机制的理解，在耐药机制研究以及个体化治疗方面将发挥巨大的作用。

他汀类药物是经典的 HMG-CoA 还原酶抑制剂，广泛用于降低血浆 LDL- 胆固醇（LDL-c），从而降低心血管疾病的风险。其中，辛伐他汀的治疗效果存在明显的个体差异。Kaddurah-Daouk等比较了辛伐他汀给药前后治疗敏感组与治疗不敏感组受试者代谢组变化，以及胆固醇和 LDL-c 的百分比变化、继发性 C- 反应蛋白（CRP）变化。相较于不敏感组，敏感组中约有 40 种代谢物发生了显著变化，而其中一些代谢产物与胆固醇、LDL-c 及 CRP 的改变具有相关性。这些结果表明，基线脂质特征是预测辛伐他汀治疗不同结局的潜在生物标志物。同时，他们观察到辛伐他汀的血浆浓度升高与几种次级胆汁酸的含量升高呈正相关，其中 3 种次级胆汁酸表现出与他汀类药物引起的 LDL-C 降低密切相关。而辛伐他汀与胆汁酸在肠道使用相同的转运蛋白，转运蛋白的基因多态性可能与辛伐他汀疗效敏感度相关。药物遗传学研究结果表明，转运蛋白 SLCO1B1 的 SNP 与辛伐他汀以及特定的一级和二级胆汁酸的血浆水平之间的相关性，并证明 SLCO1B1 在肝脏摄取胆汁酸和辛伐他汀方面起着重要作用。因此，SLCO1B1 的 SNP 对辛伐他汀药代动力学和药效学的影响，能在一定程度上解读辛伐他汀的治疗敏感性问题。此外，次级胆汁酸来源于肠道菌群，研究结果表明，具有较高促前列腺素原细菌预处理水平的患者将对辛伐他汀的 LDL-C 降低作用产生更强烈的反应。因此，该结果揭示了肠道菌群在影响辛伐他汀功效方面的潜在作用，并提供了通过改善肠道细菌代谢与提高辛伐他汀疗效的方法，有助于实现辛伐他汀的精准医疗定位。

3. 多组学技术阐明中药疗效物质基础

随着组学技术、系统生物学和网络药理学的发展，积极地探索中药复杂系统解析方法学研究，如刘昌孝院士在 2013 年提出的

"中药活性物质 – 药物代谢体内过程 – 暴露效应（疗效或安全性）"三维思路和"点 – 线 – 面 – 体"研究模式。同时，很多新概念不断出现，其中最具代表性的是整合药理学和中医药方证代谢组学。

2014 年许海玉团队在《中国中药杂志》上首次提出整合药理学的概念和研究思路，并以元胡止痛方为典型范例进行了积极探索研究，发表了学术论文，并于 2015 年在科学出版社出版了《整合药理学——元胡止痛方探索研究》一书，同时，对脑心通胶囊，龙血竭肠溶片，冠心静胶囊等中药大品种进行了二次开发，整合药理学也得到同行专家的认可。整合药理学通过建立"中药方剂 – 化学成分 – 作用靶标 – 疾病靶标"多维度关联的有效工具，能够有效揭示中药药效物质基础及其分子机制。中药整合药理学技术在中药质量评价、中药临床重定位、中医原创思维揭示、方剂配伍的分子机制、中药新药研发等方面，具有较好的应用前景。

2015 年王喜军团队首次在《中国中药杂志》上提出中医方证代谢组学（Chinmedomics）概念。团队基于中药复方给药形式的特殊性及方证对应疗效的专属性，以证候为起点，从方剂入手，建立了系统的关联"证候诊断 – 方剂效应评价 – 体内直接作用物质分析"的方法学，将中药血清药物化学和代谢组学有机结合，在解决证候生物标志物的基础上，建立方剂药效生物评价体系，发现并确定中药药效物质基础，进而解决与药效物质基础相关的中药有效性及安全性等质量问题，以及基于临床有效性的中药创新药物发现问题。

屠呦呦获得诺贝尔奖使得中医药再次赢获了全世界的关注，中药被证明可以为现代药物开发人员提供丰富的素材，但研究人员必须首先用现代语言解释和破译中药疗效物质基础。包括多组学在内的分析技术和生物信息学方法的创新，使得中药疗效的物质基础与作用靶点可以逐渐清晰地呈现，同时也为中医药临床疗效的解读提供了新的思路和方向，为中医药早日全球化做出贡献。

参考文献

[1] 袁甜，崔琳琳，王莹，等.中药网络药理学最新进展［J］.中医药学报，2021，49（1）：101-106.

[2] 庄延双，蔡宝昌，张自力.网络药理学在中药研究中的应用进展［J/OL］.南京中医药大学学报，2021（1）：156-160.

[3] 彭修娟，许海燕，陈衍斌，等.当归六黄汤治疗糖尿病的网络药理学作用机制分析［J］.中药新药与临床药理，2019，30（8）：952-958.

[4] 荀丽英，仲宗亮，邱振刚.中药升降浮沉理论的现代实验研究现状［J］.成都中医药大学学报，2013，36（1）：122-124.

[5] 王珂欣，高丽，周玉枝，等.基于网络药理学的苦参碱抗肝癌作用及机制研究［J］.药学学报，2017，52（6）：888-896..

[6] 姜淼，吕爱平.基于药物生物效应的中药寒热属性分类研究策略［J］.中国中药杂志，2014，39（11）：2149-2152.

[7] 黄丽萍，朱明峰，余日跃，等.基于生物效应的中药寒热药性判别模式研究［J］.中国中药杂志，2014，39（17）：3353-3358.

[8] 陶瑾，姜民，陈露莹，等.基于中药性味理论和网络药理学方法的治疗消渴方药作用机制研究［J］.药学学报，2017，52（2）：236-244.

[9] 金添倩，褚扬，马晓慧，等.群体药代动力学和药效动力学模型在中药研究中的应用进展［J］.中国实验方剂学杂志，2021，27（13）：226-233.

[10] 孙忠逸，贾黎瑞，李东霖，等.定量药理学的研究进展与应用［J］.沈阳药科大学学报，2018，35（5）：431-436.

[11] WANG J N，JIANG J J，XIE Y M，et al.Effect of naringenin in Qianggu capsule on population pharmacokinetics in Chinese women with primary osteoporosis［J］.J Tradit Chin Med，2015（35）：141-53.

［12］SUN Y L，HOU T，LIU S F，et al.Population pharmacokinetic modeling of the Qishe pill in three major traditional Chinese medicine-defined constitutional types of healthy Chinese subjects：study protocol for a randomized controlled trial［J］.Trials，2015（16）：64.

［13］朱爽，王阶，胡坤，等.代谢组学技术在中医证方药中的应用［J］.吉林中医药，2019，39（11）：1537-1540.

［14］龚梦鹃，岳贺，周祥羽，等.基于尿液代谢组学的交泰丸治疗失眠的作用研究［J］.中药新药与临床药理，2017，28（5）：654-658.

［15］孙启慧，付业佩，李灿，等.基于代谢组学方法研究麻黄细辛附子汤治疗肾阳虚外感小鼠的作用机制［J］.中华中医药杂志，2018，33（5）：1752-1757.

［16］王颖，邹丽红，侯丽辉，等.基于超高液相色谱-质谱分析代谢组学在芪苓温肾消囊方治疗痰湿型多囊卵巢综合征的应用［J］.时珍国医国药，2018，29（7）：1591-1593.

［17］国家药品监督管理局药品审评中心.关于发布《群体药代动力学研究技术指导原则》的通告（2020年第63号）［EB/OL］.（2020-12-31）.http://www.cde.org.cn/news.do?method=largeInfo&id=4394466b87f15b8f6.

［18］国家药品监督管理局药品审评中心.关于发布《模型引导的药物研发技术指导原则》的通告（2020年第59号）［EB/OL］.（2020-12-31）.http://www.cde.org.cn/news.do?method=largeInfo&id=098341fe2a636c47.

［19］徐雅，赵勤.基于网络药理学的车前子降压作用机制研究［J］.大理大学学报，2019，4（8）：33-38.

［20］马新称，罗婷婷，易法令，等.基于网络药理学研究钩藤治疗高血压的作用机制［J］.中南药学，2019，17（5）：671-675.

［21］高思佳，王丹，王莹莹，等.基于网络药理学预测葛根解肌退热的作用机制［J］.中国医院用药评价与分析，2018，18（12）：1585-1587.

[22] 李冰涛，章辉，肖思雨，等.基于网络药理学的葛根治疗冠心病作用机制研究 [J].中国中医药信息杂志，2019，26（10）：96-100.

[23] 高源，季伟.基于网络药理学预测沙苑子的抗炎作用机制 [J].山东大学学报：医学版，2019，57（9）：59-68.

[24] 张思旋，林茜，吴嘉瑞，等.基于网络药理学的"苍术-黄柏"药对治疗痛风作用机制研究 [J].中国医院用药评价与分析，2019，19（8）：927-933.

[25] 张雪竹，白旭光，戴旖旎，等.基于网络药理学的"白术-茯苓"药对作用机制分析 [J].临床医学研究与实践，2019，4（15）：1-3.

[26] 张松，张苗，侯雪楠，等.柴胡-白芍异病同治分子机制的网络药理学分析 [J].中药新药与临床药理，2019，30（10）：1200-1210.

[27] 陶嘉磊，汪受传，陈彦臻，等.中药复方网络药理学研究述评 [J].中华中医药杂志，2019，34（9）：3903-3907.

[28] 陈海彬，周红光，李文婷，等.网络药理学——中药复方作用机制研究新视角 [J].中华中医药杂志，2019，34（7）：2873-2876.

[29] 阮亦，王欢，顾伟，等.基于网络药理学的苋参合剂抗运动性疲劳作用机制研究 [J].中华中医药学刊，2019，37（3）：650-655.

[30] 黄帅，成鹏，杨宇，等.基于网络药理学探究蒲参胶囊治疗高脂血症的作用机制 [J].南京中医药大学学报，2019，35（3）：290-296.

[31] 杨梦蝶，蔡菲菲，武容，等.一贯煎"异病同治"的网络药理学分析 [J].世界科学技术—中医药现代化，2017，19（12）：1912-1919.

[32] 潘国凤，罗然，吕文英，等.基于网络药理学养阴清肺口服液对肺损伤的保护作用及机制研究 [J].中药药理与临床，2018，34（1）：19-24.

[33] Tong X L，Zhao L H，Lian F M，et al.Clinicalobservations on the dose-effect relationship of Gegen QinLian Decoction on 54 out-patients with type 2 diabetes [J].J Tradit Chin Med，2011，31（1）：56-59.

［34］彭利霞.以菟丝子为例探讨中药药代动力学相关问题的研究［D］.武汉：湖北中医药大学，2010.

［35］刘昌孝.中药药物代谢动力学研究思路与实践［M］.北京：科学出版社，2013，58.

［36］FDA.Guidance for industry，botanical drug products［EB/OL］.（2004）.http：//google2.fda.gov/search?q=botanical+drug+product & client=FDAgov & site=FDAgov & lr= & proxystylesheet=FDAgov & requiredfields=-archive% 3AYes & output=xml no_dtd & getfields=*.

［37］黎国富，赵浩如，杨劲.中草药新药多成分药代动力学评价的研究进展［J］.中国中药杂志，2011，36（5）：644-649.

［38］李睿，曹唯仪，唐旭东，等.中药新药早期临床安全性评价思路初探［J］.中国新药杂志，2016（24）：2799-2803.

［39］赵艳，杜冠华，王少华.中药复方药动学研究进展［J］.中国药房，2009（36）：2873-2876.

［40］王喜军，孙文军，孙晖，等.茵陈蒿汤不同配伍变化对大鼠血中移行成分的影响［J］.中国天然药物，2008（01）：43-47.

［41］邱新建.柴胡疏肝散促胃肠动力成分的药效学和药物代谢动力学研究［D］.长沙：中南大学，2011.

［42］姜鹏.麝香保心丸代谢组学和代谢动力学研究［D］.上海：第二军医大学，2012.

［43］倪建新，林跃虹，陈妙珠.左金丸配伍意义的药物代谢动力学分析［J］.中国当代医药，2012（5）：19-20.

［44］黄芳华.从美国首个被批准植物药探讨中药药代动力学研究与评价策略［J］.中国中药杂志，2010，35（7）：932-935.

［45］曾洁，王素军，杨本坤，等.PK-PD模型的研究进展［J］.广东药学院学报，2012（4）：461-465.

［46］YING Y Q，WAN H Y，ZHAO X X，et al.Pharmacokinetic-pharmacodynamic modeling of the antioxidant activity of Quzhou Fructus Aurantii decoction in a rat model of hyperlipidemia［J］.Biomed Pharmacother，2020（131）：110646.

［47］张鹰，刘新国，马浩然，等.环维黄杨星 D 抗心肌缺血 PK-PD 结合模型的研究［J］.中国药师，2015（9）：1469-1474.

［48］高小明，杨瑞，夏素霞，等.生脉注射液中人参皂苷 Rc 在心绞痛患者体内的 PK-PD 相关性［J］.药物评价研究，2018（7）：1241-1245，1259.

［49］张雪，王玉浩，郑运思，等.基于多靶点 PK-PD 模型评价丹酚酸 A 对缺血性心衰的保护作用［J］.中国药科大学学报，2016，47（5）：587-594.

［50］陈渊成，曹婉雯，曹媛，等.基于神经网络的药动学 - 药效学结合模型评价丹参素心血管活性［C］// 中国药理学会.第九届全国药物和化学异物代谢学术会议论文集：2009 年卷.武汉：出版者不详，2009：1.

［51］姜俊杰，王鹤迪，刘玉庆，等.基于证候探讨中药群体药代动力学研究的新思路［J］.医学争鸣，2020，11（3）：57-59.

［52］WANG D D，CHEN X，LI Z P.Wuzhi capsule and haemoglobin influence tacrolimus elimination in paediatric kidney transplantation patients in a population pharmacokinetics analysis：a retrospective study［J］.J Clin Pharm Ther，2019，44（4）：611-617.

［53］LYU C X，LIU C X，YAO Z H，et al.The clinical pharmacokinetics and pharmacodynamics of warfarin when combined with compound Danshen：a case study for combined treatment of coronary heart diseases with atrial fibrillation［J］.Front Pharmacol，2017（8）：826.

［54］金添倩，褚扬，马晓慧，等.群体药代动力学和药效动力学模型在中药研究中的应用进展［J］.中国实验方剂学杂志，2017，11（2）：1-9.

［55］JIN T Q，LIU Z H，CHU Y，et al.UFLC-MS/MS determination and population pharmacokinetic study of tanshinol, ginsenoside Rb1 and Rg1 in rat plasma after oral administration of compound Danshen dripping pills [J]. Eur J Drug Metab Pharmacokinet, 2020, 45 (4): 523-533.

[56] MUNEKAGE M, ICHIKAWA K, KITAGAWA H, et al.Population pharmacokinetic analysis of daikenchuto, a traditional Japanese medicine (Kampo) in Japanese and US health volunteers [J].Drug Metab Dispos, 2013, 41 (6): 1256-1263.

[57] WANG J N, JIANG J J, XIE Y M, et al.Effect of naringenin in Qianggu capsule on population pharmacokinetics in Chinese women with primary osteoporosis [J].J Tradit Chin Med, 2015, 35 (2): 141-153.

[58] 姜俊杰, 王建农, 谢雁鸣.基于个体化治疗思想的中药群体药代动力学刍议 [J].世界中医药, 2014, 9 (9): 1117-1119.

[59] 龚云, 李伏君, 张鹏, 等.中药成分对阿奇霉素作用基线提升评价方法及评价妇科千金方的应用: 中国, CN106650197A [P].2017-05-10.

[60] JIANG X M, BLAIR E Y L, MCLACHLAN A J.Investigation of the effects of herbal medicines on warfarin response in healthy subjects: a population pharmacokinetic-pharmacodynamic modeling approach [J].J Clin Pharmacol, 2006, 46 (11): 1370-1378.

[61] Noriaki Ohnishi, Teruyoshi Yokoyama.Interactions between medicines and functional foods or dietary supplements [J].The Keio Journal of Medicine, 2004, 53 (3): 137-150.

[62] Vlachojannis J, Cameron M, Chrubasik S.Drug interactions with St John's wort products[J].Pharmacol Res, 2011 (63): 254-256.

[63] J Gurley, A Swain, DK Williams, et al, SK Battu.Gauging the clinical significance of P -glycoprotein -mediated herb -drug interactions: Comparative effects of St.John's wort, echinacea, clarithromycin, and rifampin on

digoxin pharmacokinetics［J］.Molecular Nutrition & Food Research，2008，52（7）：772–779.

［64］韩仰.水飞蓟素对CYP450代谢酶以及P-糖蛋白转运体影响的研究［D］.长沙：中南大学，2009.

［65］CAO W Y，YANG Q N，ZHANG W T，et al.Drug-drug interactions between salvianolate injection and aspirin based on their metabolic enzymes. Biomedicine & Pharmacotherapy，2021（135）：111203

［66］Beger Richard D，Dunn Warwick，Schmidt Michael A，et al.Metabolomics enables precision medicine："A White Paper，Community Perspective"［J］. Metabolomics，2016（12）：149.

［67］Patti Gary J，Yanes Oscar，Siuzdak Gary，et al. Innovation：Metabolomics：the apogee of the omics trilogy［J］.Nat Rev Mol Cell Biol，2012（13）：263-9.

［68］郭卢晋，魏文峰，霍金海，等.代谢组学及其在中医药研究中的应用［J］.黑龙江中医药，2017（5）：2-3.

［69］Murthy Venkatesh L，Reis Jared P，Pico Alexander R，et al.Comprehensive Metabolic Phenotyping Refines Cardiovascular Risk in Young Adults［J］. Circulation，2020（142）：2110-2127.

［70］Griffin Benjamin R，Faubel Sarah，Edelstein Charles L，et al. Biomarkers of Drug-Induced Kidney Toxicity［J］.Ther Drug Monit，2019（41）：213-226.

［71］陶嘉磊，汪受传，姜茗宸，等.中医证候代谢组学临床研究进展与困境［J］.中华中医药杂志，2020（8）：3799-3803.

［72］ZHOU H N，LIN L，ZHAO H，et al.A Large-Scale，Multi-Center Urine Biomarkers Identification of Coronary Heart Disease in TCM Syndrome Differentiation［J］.J Proteome Res，2019（18）：1994-2003.

［73］CHAI C Z，HONG F，YAN Y，et al.Effect of traditional Chinese medicine formula GeGen decoction on primary dysmenorrhea: A randomized controlled trial study [J].J Ethnopharmacol, 2020 (261): 113053.

[74] Wang Zeneng, Klipfell Elizabeth, Bennett Brian J, et al.Gut flora metabolism of phosphatidylcholine promotes cardiovascular disease [J]. Nature, 2011 (472): 57-63.

[75] WANG Z, ROBERTS A B, BUFFA J A, et al.Non-lethal Inhibition of Gut Microbial Trimethylamine Production for the Treatment of Atherosclerosis [J]. Cell, 2015 (163): 1585-95.

[76] Yerges-Armstrong L M, Ellero-Simatos S, Georgiades A et al.Purine pathway implicated in mechanism of resistance to aspirin therapy: pharmacometabolomics-informed pharmacogenomics [J].Clin Pharmacol Ther, 2013 (94): 525-32.

[77] Kaddurah-Daouk Rima, Baillie Rebecca A, Zhu Hongjie, et al.Lipidomic analysis of variation in response to simvastatin in the Cholesterol and Pharmacogenetics Study [J].Metabolomics, 2010 (6): 191-201.

[78] Kaddurah-Daouk Rima, Baillie Rebecca A, Zhu Hongjie, et al.Enteric microbiome metabolites correlate with response to simvastatin treatment [J]. PLoS One, 2011 (6): e25482.

[79] JIANG N, LIU H F, LI S D, et al.An integrated metabonomic and proteomic study on Kidney-Yin Deficiency Syndrome patients with diabetes mellitus in China [J].Acta Pharmacol Sin, 2015 (36): 689-98.

[80] 刘璇, 岳庆喜, 果德安. 蛋白质组学技术及其在中药复杂体系研究中的应用 [J]. 中国天然药物, 2009 (4): 260-269.

[81] Geyer Philipp E, Holdt Lesca M, Teupser Daniel, et al.Revisiting biomarker discovery by plasma proteomics [J].Mol Syst Biol, 2017 (13): 942.

[82] Pavlou Maria P, Diamandis Eleftherios P, Blasutig Ivan M, The long

journey of cancer biomarkers from the bench to the clinic ［J］.Clin Chem, 2013（59）: 147-57.

［83］Duffy Michael J, Sturgeon Catharine M, Sölétormos György, et al.Validation of new cancer biomarkers: a position statement from the European group on tumor markers ［J］.Clin Chem, 2015（61）: 809-20.

［84］LIU J Y, LI Y Y, WEI L L, et al.Screening and identification of potential biomarkers and establishment of the diagnostic serum proteomic model for the Traditional Chinese Medicine Syndromes of tuberculosis ［J］.J Ethnopharmacol, 2014（155）: 1322-31.

［85］YANG J K, YANG L C, LI B X, et al.iTRAQ-Based Proteomics Identification of Serum Biomarkers of Two Chronic Hepatitis B Subtypes Diagnosed by Traditional Chinese Medicine［J］.Biomed Res Int,2016（2016）: 3290260.

［86］WANG L, ZHOU G B, LIU P, et al.Dissection of mechanisms of Chinese medicinal formula Realgar-Indigo naturalis as an effective treatment for promyelocytic leukemia ［J］.Proc Natl Acad Sci U S A, 2008（105）: 4826-31.

［87］LI Q R, CHEN W J, SHEN J W, et al.Personalized evaluation based on quantitative proteomics for drug-treated patients with chronic kidney disease［J］. J Mol Cell Biol, 2016（8）: 184-94.

［88］LENG Y L, GAO H, FU X X, et al.The efficacy and safety of Chinese herbal medicine Shen-Qi Hua-Yu formula in patients with diabetic lower extremity artery disease: Study protocol of a multi-center, randomized, double-blind,placebo-controlled trial ［J］.Medicine（Baltimore）,2020（99）: e18713.

［89］WEI J Y, GUO F F, ZHANG M Y, et al.Signature-oriented investigation of the efficacy of multicomponent drugs against heart failure [J].FASEB J, 2019 (33): 2187-2198.

[90] WEN L, LIU Y F, JIANG C, et al.Comparative Proteomic Profiling and Biomarker Identification of Traditional Chinese Medicine-Based HIV/AIDS Syndromes [J].Sci Rep, 2018 (8): 4187.

[91] Middleton Gary, Fletcher Peter, Popat Sanjay, et al.The National Lung Matrix Trial of personalized therapy in lung cancer [J].Nature, 2020 (583): 807-812.

[92] Perera Minoli A, Cavallari Larisa H, Limdi Nita A, et al.Genetic variants associated with warfarin dose in African-American individuals: a genome-wide association study [J].Lancet, 2013 (382): 790-6.

[93] YOU L M, ZHANG S, LI T A, et al.Integrated analyses of miRNA and mRNA profiles in leukocytes and serums in traditional Chinese medicine (TCM) -defined Pi-qi-deficiency syndrome and Pi-wei damp-heat syndrome resulting from chronic atrophic gastritis [J].Chin Med, 2021 (16): 4.

[94] Jung Dong-Hyuk, Lee Yong-Jae, Kim Chun-Bae, et al.Effects of ginseng on peripheral blood mitochondrial DNA copy number and hormones in men with metabolic syndrome: A randomized clinical and pilot study [J].Complement Ther Med, 2016 (24): 40-6.

[95] Chen Fang-Pey, Chang Ching-Mao, Wu Ta-Peng, et al.Clinical efficacy of Rong-Yang-Jyh-Gan-Tang on patients with chronic hepatitis C: A double-blinded randomized placebo-controlled crossover study[J].J Ethnopharmacol, 2017 (196): 1-8.

[96] LI B, WANG Y L, LU J J, et al.Evaluating the effects of Danhong injection in treatment of acute ischemic stroke: study protocol for a multicenter randomized controlled trial [J].Trials, 2015 (16): 561.

［97］赓迪，方明月，李德利，等．中药与肠道微环境相互作用研究进展［J］．中国科学：生命科学，2018（4）：379-389.

［98］ZHANG N，LI C，GUO Y，et al.Study on the Intervention Effect of Qi Gong Wan Prescription on Patients with Phlegm-Dampness Syndrome of Polycystic Ovary Syndrome Based on Intestinal Flora［J］.Evid Based Complement Alternat Med，2020（2020）：6389034.

［99］水明，白瑞，张小燕．中药体内代谢基因组研究［J］．中国中药杂志，2016（22）：4103-4111.

［100］许海玉，刘振明，付岩，等．中药整合药理学计算平台的开发与应用［J］．中国中药杂志，2017（18）：3633-3638.

［101］王萍，唐仕欢，苏瑾，等．基于整合药理学的中药现代研究进展［J］．中国中药杂志，2018（7）：1297-1302.

［102］王喜军．中药药效物质基础研究的系统方法学——中医方证代谢组学［J］．中国中药杂志，2015（1）：13-17.